Amanda Pozos Ravelo
Víctor Manuel Hernández Uz
Rosío de la C Estrada Fonseca

Neuropatia diabética

Amanda Pozos Ravelo
Víctor Manuel Hernández Uz
Rosío de la C Estrada Fonseca

Neuropatia diabética

Avaliação dos cuidados prestados ao doente diabético para efeitos de diagnóstico e tratamento

ScienciaScripts

Cover image: www.ingimage.com

This book is a translation from the original published under ISBN 978-613-8-98501-3.

Publisher:
Sciencia Scripts
is a trademark of
Dodo Books Indian Ocean Ltd. and OmniScriptum S.R.L publishing group

120 High Road, East Finchley, London, N2 9ED, United Kingdom
Str. Armeneasca 28/1, office 1, Chisinau MD-2012, Republic of Moldova, Europe
Printed at: see last page
ISBN: 978-620-7-94240-4

Conteúdo

Autores

Dra. Amanda Pozas Ravelo

Dr. em Medicina Primeiro Grau Especialista em MGI

Dr. Víctor Manuel Hernández Uz

Dr. em Medicina Primeiro Grau Especialista em MGI

Rosío de la C. Estrada Fonseca.

Licenciatura em Enfermagem. Mestrado em Cuidados Integrais da Criança. Professora Auxiliar.

Adido de investigação

RESUMO

A neuropatia diabética é a principal complicação da diabetes. Para avaliar a atenção integral aos pacientes diabéticos, em termos de deteção precoce e tratamento da neuropatia diabética, foi realizada uma investigação em sistemas e serviços de saúde por meio de um estudo observacional descritivo de setembro/2021 a junho/2023. Da área de saúde de Santo Domingo, foram seleccionados por amostragem intencional 35 médicos e 54 pacientes com neuropatia diabética. Através de um questionário para os profissionais, uma entrevista, um exame físico geral e neurológico, exames complementares e uma revisão dos registos médicos dos pacientes, obteve-se informação para a avaliação de alguns dos componentes da estrutura e do processo do Programa de Atenção Integral ao Paciente Diabético. 50,0% dos pacientes apresentavam polineuropatia simétrica e distal, 25,9% tinham mais de 70 anos de idade. 87,0% eram diabéticos tipo 2 e 40,7% tinham sido diagnosticados entre 10 e 15 anos antes. Verificou-se uma falta de qualidade no acompanhamento e controlo em todos os indicadores estudados, nomeadamente no exame físico (51,0%) e no estabelecimento de uma impressão diagnóstica correcta (49,1%). 65,7% dos profissionais tinham uma elevada necessidade de conhecimentos sobre a neuropatia e 77,1% tinham dificuldades no diagnóstico. Na área da saúde, é urgente a conceção de um programa de formação profissional sobre a neuropatia diabética e a inclusão de todos os profissionais médicos, independentemente do seu grau de especialização.

1 INTRODUÇÃO

A Diabetes Mellitus é uma patologia com uma elevada incidência e prevalência na população mundial, que também está a aumentar em proporções alarmantes, adquirindo as características de uma pandemia, pois é uma das patologias que gera maior incapacidade e mortalidade, especialmente nos idosos, ocupando uma grande parte dos recursos de saúde em todos os países.

A Diabetes Mellitus caracteriza-se por perturbações metabólicas de etiologia múltipla devidas a hiperglicemia crónica e a perturbações no metabolismo dos hidratos de carbono, das gorduras e das proteínas, resultantes de defeitos na secreção de insulina, na ação da insulina ou em ambas. [(1)]

Atualmente, a Organização Mundial de Saúde estima que cerca de 422 milhões de pessoas no mundo sofram de diabetes, um número que deverá duplicar nos próximos 20 anos. [(2)(3)]Assim, segundo as estimativas, a prevalência global da diabetes mellitus, que era de 2,8% em 2000, aumentará para 10,4% em 2040. Este fenómeno é atribuído, para além dos factores genéticos, ao facto de os seres humanos terem alterado os seus estilos de vida. [(4)]

A Federação Internacional de Diabetes afirma, na nona edição do seu atlas, que 8,3% da população mundial tem Diabetes Mellitus e prevê-se que este número aumente para mais de 592 milhões de casos, um aumento de 55% (tendo também em conta que há pelo menos 175 milhões de pessoas com a doença que não estão diagnosticadas). O maior número de casos regista-se na região do Pacífico Ocidental, com 138 milhões, seguido do Sudeste Asiático, com um total de 72 milhões, e da Europa, com 56 milhões de pessoas com a doença. [(5)]

Em 2016, a diabetes foi a causa direta de 1,6 milhões de mortes, com predominância do sexo feminino, com mais 124 812 mortes do que o sexo masculino, principalmente no grupo etário dos doentes com 70 anos ou mais. O Sudeste Asiático foi a região com o maior número de mortes por diabetes, seguido das Américas e do Pacífico Ocidental. As regiões com o menor número de mortes por diabetes foram o Mediterrâneo Oriental, a África e a Europa. [(6)]

Em Espanha, existe uma prevalência de 13,8% em pessoas com mais de 18 anos e estima-se que as complicações da Diabetes Mellitus geram entre 7 e 12 mortes por cada 100.000 habitantes, sendo responsáveis por 10% dos internamentos hospitalares. [(7)]

Nos Estados Unidos, 10,25% da população é afetada pela diabetes e uma média de 30 milhões de pessoas ainda não foram diagnosticadas, o que a torna a sétima principal causa de morte na população. [(8)]

Na América Central e do Sul, há 29,6 milhões de pessoas com diabetes e prevê-se que haverá 48,8 milhões em 2040, o que representa um dos maiores aumentos de prevalência no mundo. Só na América do Sul, o Brasil documentou 11,9 milhões de pessoas com diabetes mellitus, a Colômbia 2,1 milhões, a Argentina 1,6 milhões e o Chile 1,3 milhões. [(9-12)]

O problema é agravado pelo facto de pelo menos um terço das pessoas com diabetes mellitus na América Latina desconhecerem a sua condição, o que desafia o programa de rastreio e complica a implementação de estratégias de cuidados, controlo e prevenção. (13)

(1,4)Esta situação tem um impacto económico elevado, de tal forma que, em 2016, a maioria dos países gastou entre 5-20% do seu orçamento total de saúde em despesas relacionadas com a diabetes, o que, em termos absolutos, representa cerca de 750 mil milhões de dólares por ano e tem potencial para aumentar 19,0% nos próximos 25 anos. (4)

Cuba não está longe desta situação, tanto assim que a 49ª edição do Anuário Estatístico da Saúde indica que em 2020 a prevalência da Diabetes Mellitus foi de 66,7 por cada 1 000 habitantes, incluindo todas as idades; da mesma forma, foram registados 2 313 óbitos por esta doença, para uma taxa de mortalidade de 20,6 por cada 100 000 habitantes, o que a torna a oitava causa de morte no país.

A província de Villa Clara registou uma prevalência de 66,9 pacientes com Diabetes Mellitus por 1000 habitantes e um total de 129 mortes, o que representa uma taxa bruta de mortalidade de 16,6 por 100 000 habitantes, superada apenas por Havana, Santiago de Cuba, Camagüey e Granma, por esta ordem. (14)

No município de Santo Domingo existe uma prevalência de 2464 pacientes com diabetes mellitus tipo 2, dos quais 1543 são do sexo feminino, com seis óbitos notificados em 2020, o que constitui uma taxa de mortalidade de 0,12 por 1000 habitantes, pelo que estes dados estão intimamente relacionados com a média provincial e nacional. (15)

Infelizmente, uma grande parte dos doentes diabéticos não segue um bom comportamento, o que leva a complicações que requerem constantemente serviços de saúde em ambulatório e em regime de internamento. As complicações mais comuns são as retinopatias, retinopatias, retinopatias e retinopatias.

neuropatias, nefropatias, pé diabético e complicações autonómicas cardíacas, gastrointestinais, genitourinárias e isquémicas. (16)

A neuropatia diabética ocupa o primeiro lugar entre as complicações da diabetes, surgindo em qualquer fase da doença, mas é mais frequente nas fases tardias. Para além disso, a neuropatia diabética pode ocorrer em qualquer doente com diabetes mellitus tanto de tipo 1 como de tipo 2. Esta complicação pode ter um início súbito ou gradual e uma resolução rápida ou uma evolução crónica, insidiosa e progressiva. Geralmente afecta principalmente os nervos periféricos, mas também o córtex cerebral e, nos casos iniciais de demência de origem diabética, pode envolver qualquer estrutura do sistema nervoso com um grande número de manifestações clínicas. (16,17)

Na literatura, as prevalências relatadas de doentes com neuropatia diabética variam entre 10-90%, pelo que aproximadamente 30 milhões de doentes em todo o mundo sofrem de alguma forma de neuropatia diabética, sendo também uma causa direta de 50-75% das amputações não traumáticas, o que faz desta condição um importante problema de saúde pública. (17)

A neuropatia diabética está presente em 40-50% dos doentes 10 anos após o início da doença. A sua prevalência aumenta com o tempo de evolução da doença e com a idade do doente, estando a sua extensão e gravidade relacionadas com o grau e a duração da hiperglicemia. Os sinais e sintomas da neuropatia diabética são manifestados pelo doente diabético em apenas 10-15% dos casos e, por isso, os valores mais baixos de prevalência são obtidos quando o estudo é efectuado exclusivamente com base nos dados da anamnese clínica. (17-20)

A sua prevalência é difícil de estabelecer devido à ausência de critérios de diagnóstico unificados, à multiplicidade de métodos de diagnóstico e à heterogeneidade das formas clínicas. A sua evolução e gravidade estão correlacionadas com a duração da doença e o mau controlo metabólico. [18,19]

Vários autores também concordam que a neuropatia diabética é uma complicação que é diagnosticada e tratada tardiamente; infelizmente, o nosso país não está isento deste problema; isto deve-se em grande parte à falta de conhecimento por parte dos profissionais sobre os critérios de diagnóstico, medidas preventivas e tratamentos específicos, à falta de tempo disponível durante as consultas médicas e, finalmente, à falta de estudos suficientes baseados em investigação de base populacional.[17,18,20-22]

Esta manifestação de lesão microvascular afecta a qualidade e a esperança de vida das pessoas com diabetes e é da responsabilidade da equipa de saúde estar atenta, detectá-la e implementar medidas racionais para o seu tratamento. [20]

Em Cuba, desde 1975, o Instituto Nacional de Endocrinologia desenvolveu um Programa Nacional de Atenção Integral ao Diabético, estabelecendo o objetivo de reduzir a mortalidade por diabetes em 15% na população entre os 15 e os 64 anos até ao ano 2000 e ratificando posteriormente a decisão de dar prioridade a este programa, Mesmo nas difíceis condições económicas do chamado Período Especial da década de 90, o Instituto Nacional de Endocrinologia e a Comissão Nacional da Diabetes foram incumbidos de promover o seu progresso no contexto do desenvolvimento do Programa das Doenças Não Transmissíveis. [23]

As acções quotidianas dos profissionais dos cuidados de saúde primários desempenham um papel fundamental no programa, uma vez que, a partir da sua posição, são o primeiro elo na prevenção e deteção precoce desta doença infeliz, pois são os principais responsáveis pelo processo educativo que é a pedra angular do tratamento. A educação, bem como os cuidados integrais para as pessoas com diabetes mellitus, é assim a pedra angular da prevenção. (23 25)

[23]A promoção do rastreio da neuropatia diabética nos cuidados de saúde primários é essencial para reduzir o risco de incapacidade e melhorar a qualidade de vida dos doentes diabéticos, o que está intimamente relacionado com os objectivos do Programa Nacional de Cuidados às Pessoas com Diabetes Mellitus, estabelecido em 1996, Isto está intimamente relacionado com os objectivos do Programa Nacional de Cuidados às Pessoas com Diabetes Mellitus estabelecido em 1996, em que o nível de formação e educação dos médicos em relação aos conhecimentos actuais, a disponibilidade de medicamentos cada vez mais eficazes para o tratamento, a prevenção de complicações e as estratégias para o controlo metabólico terão um

impacto positivo na história natural da diabetes mellitus e da neuropatia como uma das suas complicações crónicas.
Por conseguinte, estamos motivados para realizar esta investigação a fim de responder à seguinte questão:
Problema científico: Quais são os aspectos que afectam o atendimento de pacientes diabéticos, em termos de diagnóstico e tratamento da neuropatia diabética, na área de saúde de Santo Domingo de setembro/2021 a junho/2023?

2 OBJECTIVOS

1. Descrever a amostra de pacientes de acordo com as variáveis clínico-epidemiológicas de interesse e o tipo de neuropatia.
2. Determinar a qualidade do acompanhamento e da monitorização dos doentes diabéticos.
3. Identificar as necessidades de conhecimento sobre neuropatia diabética nos profissionais médicos, de acordo com o seu grau de especialização.
4. Identificar os grupos temáticos em causa.

3 ENQUADRAMENTO TEÓRICO

I.Diabetes Mellitus. Geral.

Apesar da recente epidemia de diabetes, esta doença acompanha a humanidade desde as nossas memórias históricas mais antigas, pois já era mencionada pelos egípcios no papiro de Ebers (1550 a.C.), uma compilação de textos médicos que descreviam as doenças conhecidas na altura. Mais tarde, o grego Areteus da Capadócia (30 a 90 d.C.) deu-lhe o nome de diabetes, que significa sifão, retratando o aumento da frequência das micções ou poliúria, mas só em 1679 é que Thomas Willis fez uma descrição magistral da diabetes e, desde então, os seus sintomas foram reconhecidos como uma entidade clínica e foi-lhe dado o nome de Diabetes Mellitus (sabor a mel). [26,27]

A diabetes mellitus é atualmente considerada uma síndrome caracterizada por hiperglicemia crónica devido a defeitos na secreção de insulina, na ação da insulina ou em ambas; existem também alterações no metabolismo das proteínas e dos lípidos. Esta doença está associada, a longo prazo, a lesões da microcirculação em órgãos como a retina, os rins e os grandes vasos sanguíneos do coração, do cérebro e dos membros inferiores; afecta também o sistema nervoso periférico e autónomo. [28-30]

A conceção da diabetes como uma doença crónica e a sua trajetória facilitou o desenvolvimento de meios e procedimentos de intervenção para a prevenção primária, a deteção precoce e o tratamento (curativo, de limitação de danos, substitutivo, paliativo ou de reabilitação).[30]

Por conseguinte, os doentes com diabetes mellitus necessitam de cuidados médicos contínuos, mas também de uma educação adequada para gerir a doença, prevenir complicações agudas, reduzir o risco de complicações crónicas e, em última análise, aumentar a qualidade de vida. [22,30]

As complicações da diabetes podem ser divididas em agudas e crónicas. No primeiro grupo encontram-se as que requerem tratamento de urgência, são frequentemente a forma de início da doença e são sobretudo os diabéticos de tipo 1 que as desenvolvem com maior frequência. [5,9,17] Entre estas encontram-se a cetoacidose diabética, o estado hiperosmolar hiperglicémico, a acidose láctica e a hipoglicemia (que é considerada uma complicação do tratamento). Por outro lado, as complicações crónicas mais frequentes são a retinopatia diabética, a nefropatia diabética, a doença arterial coronária, a hipertensão arterial e a neuropatia diabética. [22,30,31]

Outras complicações diabéticas incluem infecções bacterianas e fúngicas, como a osteomielite (infeção bacteriana dos ossos), candidíase vulvovaginal e oral. [22,31-34]

À medida que a prevalência da diabetes mellitus continua a aumentar, assistiremos a um aumento das complicações associadas à doença de base, que têm um impacto substancial na qualidade de vida dos indivíduos que delas sofrem. A diabetes mellitus caracteriza-se por uma forte predisposição para comprometer os territórios microvasculares; a neuropatia diabética é a exposição mais fiel desta lesão. É responsável por um excesso de morbilidade e mortalidade e é acompanhada por custos económicos, familiares e sociais consideráveis. [34-37]

II - Neuropatia diabética.

As perturbações dos nervos periféricos causadas pela diabetes mellitus como anomalia secundária foram identificadas há mais de um século, embora os sintomas fossem conhecidos muito antes. Os relatos de neuropatia diabética provinham principalmente de trabalhos patológicos em tecidos de necropsia ou em membros amputados, nos quais se estabelecia a presença ou a degradação de fibras nervosas periféricas relacionadas com o processo degenerativo da diabetes. A partir de meados do século XX, a investigação clínica e epidemiológica começou a fornecer informações pormenorizadas sobre a prevalência e a heterogeneidade clínica, bem como sobre os complexos mecanismos patogénicos da neuropatia diabética. [38,39]

Definição.

É atualmente aceite que a lesão do sistema nervoso nas pessoas com diabetes é a manifestação microangiopática mais prevalente e de início mais precoce. Os estudos actuais indicam que a neuropatia diabética surge incipientemente não só em doentes com diabetes de longa duração, mas também em doentes recentemente diagnosticados e mesmo naqueles que preenchem os critérios de disglicemia não diabética e, mais ainda, se forem acompanhados por alterações do metabolismo lipídico e hipertensão arterial. [40]

A neuropatia diabética é definida como o conjunto de sintomas e sinais de disfunção do sistema nervoso periférico e autónomo provocados pela Diabetes Mellitus, depois de excluídas outras causas de neuropatia. Outros autores definem-na como uma lesão dos nervos periféricos, principalmente do tipo sensorial, que se apresenta inicialmente na região distal das extremidades inferiores atribuível à diabetes mellitus e que se encontra em dois de cada três diabéticos aquando do exame clínico. [39,40]

Deve-se ter em conta que esta patologia é um diagnóstico de exclusão e estima-se que esteja presente em 10% a 90% dos pacientes com diabetes, enquanto os estudos electrofisiológicos mostram alterações em quase 100% deles (40).

A neuropatia diabética envolve 50-75% das amputações não traumáticas dos membros inferiores. A progressão da neuropatia depende do grau de controlo glicémico na diabetes tipo 1 e tipo 2. As causas são multifactoriais e estão relacionadas com a hiperglicemia e a deficiência de insulina, embora na maioria dos doentes a neuropatia seja de causa desconhecida ou idiopática. A sua génese está relacionada com complexas interacções metabólicas, vasculares, neurotróficas e auto-imunes que levam à inflamação, ao mau funcionamento e, por fim, a danos permanentes nas fibras nervosas periféricas. [28,29] A duração da diabetes, a idade, o tabagismo, a hipertensão e a dislipidemia são também factores de risco para a neuropatia diabética. Outras causas incluem factores genéticos, agentes químicos como os medicamentos de quimioterapia e o VIH. [41,42]

A neuropatia diabética afecta todos os nervos periféricos, danificando as fibras dos neurónios motores e os nervos autónomos. Por conseguinte, pode potencialmente afetar todos os órgãos e sistemas, uma vez que todos eles são inervados. Um doente pode ter neuropatia sensitivo-motora e autonómica ou qualquer outra combinação. [43]

Os sintomas variam consoante os nervos afectados e, normalmente, ocorrem gradualmente ao longo dos anos. [18]
A neuropatia é reconhecida como a principal causa do "pé diabético", embora se deva também reconhecer que a sua relevância ultrapassa claramente o envolvimento dos membros inferiores. [40,43]
Para além do envolvimento dos membros dos doentes e das lesões do Sistema Nervoso Autónomo, que afectam todos os órgãos da economia que recebem este tipo de inervação, é importante reconhecer os danos no Sistema Nervoso Central, embora o seu estudo não esteja sistematizado como os anteriores. A polineuropatia diabética deve ser entendida como uma doença microvascular heterogénea que compreende um vasto leque de anomalias que podem ser assintomáticas, oligossintomáticas ou, pelo contrário, ter manifestações clínicas (geralmente em fases avançadas) com um efeito limitador da qualidade de vida. (44)
Um dos aspectos a salientar é o facto de a polineuropatia diabética ser habitualmente diagnosticada tardiamente, situação que pode ser explicada pela sua sintomatologia inicial, até atingir uma deterioração grave, bem como pela falta de procura da mesma. Dada a inexistência de critérios unificados de diagnóstico, a incorrecta realização do exame físico neurológico nas consultas médicas, bem como a pouca relevância dada aos sintomas neuropáticos, não existem dados fiáveis sobre a sua prevalência. [39-42]
Esta manifestação de lesão microvascular afecta a qualidade e a esperança de vida das pessoas com diabetes e é da responsabilidade da equipa de saúde estar atenta, detectá-la e implementar medidas racionais para o seu tratamento. O amplo universo desta complicação torna necessário que o profissional médico que cuida de pessoas com diabetes tenha uma visão aberta e integradora da mesma. Esta situação justifica a ênfase na implementação das medidas correspondentes para o diagnóstico e tratamento precoce de cada uma das condições ou variáveis que estão associadas à afetação do sistema nervoso. [39]

Patogénese.

A patogénese desta complicação ainda não está totalmente elucidada; aceita-se a sua multicausalidade e considera-se que é o resultado de vários mecanismos combinados que concorrem ao longo do tempo. Não é ainda possível definir o elemento predominante que desencadeia e/ou perpetua as alterações funcionais iniciais e subsequentes alterações anatómicas da lesão nervosa no meio diabético, mas admite-se que a hiperglicemia seja um fator de primordial relevância na génese do envolvimento neuropático, desencadeando as várias vias metabólicas envolvidas. Este raciocínio é utilizado para enfatizar a necessidade de otimizar o controlo glicémico, essencial para qualquer tipo de intervenção etiopatogénica ou sintomática. Além disso, é hoje aceite que outros factores metabólicos, como as alterações lipídicas, têm um efeito deletério na estrutura nervosa, assim como os determinantes genéticos de suscetibilidade individual, a hipertensão arterial e a hiperhomocisteinemia. [40]
Na diabetes, existe uma interação complexa entre factores metabólicos, vasculares e hormonais envolvidos no equilíbrio entre a lesão e a reparação das fibras nervosas, em

favor da primeira. As fibras sensoriais e autonómicas distais são as que são preferencialmente afectadas, levando à perda progressiva de sensibilidade que precede as manifestações clínicas da neuropatia diabética. [44]

O mecanismo específico através do qual o estado hiperglicémico sustentado e os factores cardiovasculares predispõem à doença microvascular não é, atualmente, bem compreendido. No entanto, existem várias teorias sobre os factores metabólicos envolvidos, incluindo as seguintes:

- Acumulação de produtos finais de glicação avançada.
- Acumulação de sorbitol.
- Perturbação da via da hexosamina.
- Interrupção da via da proteína quinase C.
- Ativação da via da poli (ADP-ribose) polimerase.
- Aumento do stress oxidativo. [41]

<u>Acumulação de produtos de glicação avançada.</u>

Os depósitos de produtos de glicação avançada causam danos nos nervos periféricos, bem como na proteína básica da mielina e nos proteolípidos. A mielina que sofre modificações é identificada por macrófagos que se ligam a receptores específicos para produtos de glicação avançada e formam ligações cruzadas entre proteínas, levando à desmielinização segmentar. A tubulina, os neurofilamentos e a actina são também afectados pela glicosilação, resultando em abrandamento da condução, atrofia e degeneração axonal. [40]

<u>Via do sorbitol.</u>

A glicose intracelular é predominantemente metabolizada por fosforilação e subsequente glicólise, mas quando está aumentada, é biotransformada em sorbitol. O impacto nas complicações diabéticas faz-se através da acumulação dos produtos formados (adenina dinucleótido reduzida e frutose) e da depleção compensatória de osmólitos (mioinositol e taurina).

A depleção de mioinositol está envolvida na modificação precoce da velocidade de condução nervosa, uma vez que está associada à alteração do potencial de redução celular, ao metabolismo dos fosfoinositídeos e à redução da atividade da Na+/K+ ATPase. [40,41]

<u>Via da hexosamina.</u>

A regulação positiva desta via contribui para a estimulação da expressão de genes como o fator de crescimento transformador (TGF) e o inibidor do ativador do plasminogénio-1 (PAI-1), envolvidos na indução de resistência à insulina mediada por lípidos e hiperglicemia. [40]

<u>Ativação da proteína quinase C.</u>

A proteína quinase C está envolvida em diferentes processos de transdução de sinal e na regulação da expressão de genes como as proteínas da matriz extracelular (fibronectina e colagénio tipo IV), PAI-1 e TGF-p e o seu recetor. Além disso, afecta o fabrico de substâncias vasoactivas, estimula a expressão de endotelina e reduz a produção de óxido nítrico, o que leva a uma diminuição do fluxo sanguíneo principalmente na retina, nos nervos periféricos e no rim.

Polimerase de poli (adp-ribose).

A poli (ADP-ribose) polimerase é uma enzima nuclear que é activada em resposta a níveis elevados de glicose, cuja função é a reparação do ADN. A ativação excessiva da poli (ADP-ribose) polimerase resulta num aumento da formação de radicais livres, alterações na transcrição dos genes, aumento da atividade da proteína quinase C e formação de produtos de glicosilação avançada.

Stress oxidativo.

O stress oxidativo é causado pelo aumento da produção de espécies reactivas de oxigénio e pela diminuição dos sistemas de defesa antioxidantes provocada pela hiperglicemia. A modificação oxidativa das macromoléculas e a ativação do fator de transcrição (NFkB) conduzem a uma alteração da expressão genética que leva ao desenvolvimento de complicações diabéticas. [40,41]

A análise de todas estas vias, para além de tentar definir e completar o conhecimento dos mecanismos envolvidos na neuropatia diabética, tem como objetivo fundamental encontrar medicamentos que possam ter um impacto positivo sobre a mesma. [40]

Factores de risco.

Na literatura médica, foram postulados vários factores de risco para o desenvolvimento da neuropatia diabética, incluindo a idade do doente e a idade da diabetes, bem como um mau controlo glicémico e metabólico. Outros factores incluem a dislipidemia, a hipertensão arterial, a obesidade, o tabagismo e o alcoolismo. [42,43]

Idade.

Vários grupos de investigadores demonstraram que a idade exerce um efeito independente na neuropatia diabética, levando a um aumento progressivo da sua prevalência em aproximadamente cada década de vida. As perturbações do sistema nervoso são vistas como uma complicação tardia da doença, pelo que a neuropatia diabética é mais comum nos diabéticos com mais de 50 anos, rara nos que têm menos de 30 anos e muito rara na infância. [39,40]

Evolução temporal da diabetes mellitus.

A duração da diabetes é um fator de risco importante e bem reconhecido para a neuropatia diabética. A maior parte da literatura refere a sua presença mais de 10 anos após o início da diabetes, mas está estabelecido que os primeiros sinais e sintomas de envolvimento neuropático podem aparecer durante os primeiros 5 anos da doença. [40]

As estimativas da incidência e da prevalência da polineuropatia simétrica distal variam muito, mas os dados de várias coortes sugerem que ocorre em pelo menos 20% das pessoas com diabetes tipo 1 após 20 anos de duração da doença e pode estar presente em pelo menos 10-15% dos doentes recém-diagnosticados com diabetes tipo 2, com taxas que aumentam para 50% após 10 anos de duração da doença e é responsável por aproximadamente 30% dos doentes hospitalizados com diabetes. [44]

Controlo glicémico e metabólico.

O controlo ideal da diabetes, incluindo HbA1c inferior a 7%, pressão arterial inferior a 130/80 mmHg e lípidos no objetivo terapêutico, reduz a incidência de neuropatia, o principal fator de risco para úlceras nos pés, em até 59%. [40.43]

Propõe-se que, em doentes com diabetes mellitus de tipo 1, o desenvolvimento de neuropatia confirmada seja de aproximadamente 50-60% em doentes sem controlo metabólico adequado, em comparação com menos de 10% dos doentes com controlo rigoroso, o que indica que um controlo metabólico rigoroso a longo prazo pode reduzir a prevalência, apesar de uma evolução prolongada. [44]

A hiperglicemia é outro fator de risco, cuja importância foi documentada tanto na diabetes mellitus de tipo 1 como na de tipo 2. Estima-se que cada aumento de 1% na HbA1c aumenta o risco de desenvolver polineuropatia simétrica e distal em 10 a 15%. Um controlo adequado e atempado da hiperglicemia diminui o aparecimento da neuropatia em 60% aos 5 anos. Mesmo a intolerância à glicose na ausência de diabetes franca é um fator de risco para a neuropatia. [41-45]

Dislipidemia e obesidade.

Vários estudos mostram que a obesidade e a dislipidemia são factores de risco importantes para a neuropatia diabética precoce, independentemente do controlo glicémico. Além disso, correlacionam-se significativamente com a integridade das pequenas fibras, enquanto o controlo da glicemia se correlaciona mais estreitamente com a função das grandes fibras mielinizadas. [40,41]

Na diabetes mellitus tipo 2, a utilização de fibratos e estatinas reduz significativamente a incidência de neuropatia ao longo de 5 anos. Do mesmo modo, foi demonstrada uma redução significativa da taxa de amputações dos membros inferiores após o tratamento com fenofibrato (40).

A obesidade foi identificada como um fator de risco para a neuropatia diabética. Na população em geral, a idade ≥40 anos, a obesidade e a presença de pelo menos 2 factores de risco cardiovascular (triglicéridos ou glicose plasmática elevados, HDL reduzido, aumento do perímetro da cintura e hipertensão) aumentam a probabilidade de neuropatia periférica. Verificou-se que os indivíduos com obesidade mórbida apresentam características de disfunção mais especificamente nas pequenas fibras nervosas. [40-45]

Hipertensão arterial.

A hipertensão é outro fator de risco para o desenvolvimento de neuropatia diabética, mas existe uma diferença entre os dois tipos de diabetes. Na diabetes tipo 1, os dados identificaram a hipertensão como o fator de risco mais forte para a neuropatia diabética, aumentando o risco relativo aproximadamente quatro vezes num período de 6 anos. Em contrapartida, estudos realizados em doentes com diabetes de tipo 2 indicam que um controlo rigoroso da pressão arterial não reduz a deterioração da patologia. [42-45]

Fumar.

Em pessoas sem diabetes, o consumo de cigarros tem sido positivamente associado a níveis elevados de HbA1c. O tabagismo está associado ao stress oxidativo, à inflamação sistémica e à disfunção endotelial e pode aumentar o risco de lesões nervosas através destas vias, em associação com outros factores metabólicos, e pode induzir neuropatia através de hipoxemia e insuficiência microvascular. [40,42]

Consumo de álcool.

Alguns estudos relataram uma associação entre a polineuropatia simétrica distal e o consumo de álcool. No entanto, pode ser difícil diferenciar entre polineuropatia simétrica distal com álcool como fator de risco e neuropatia alcoólica numa pessoa com diabetes. A neuropatia alcoólica apresenta-se como uma neuropatia sensitivo-motora distal e simétrica. Os achados electrofisiológicos e patológicos indicam principalmente uma neuropatia axonal com densidades reduzidas de fibras nervosas. (40)

Formas clínicas da neuropatia diabética.

A apresentação clínica da neuropatia diabética é muito heterogénea, uma vez que pode afetar diferentes partes do sistema nervoso, tanto de forma focal como difusa, o que torna as suas manifestações clínicas muito variáveis. Habitualmente, estas manifestações clínicas são classificadas em diferentes síndromes clínicos: a polineuropatia distal simétrica e a neuropatia autonómica são as formas mais frequentes; outras apresentações menos frequentes são a mononeuropatia craniana e periférica, a polirradiculopatia lombar ou torácica e a mononeuropatia múltipla. [31,40]

Existem várias classificações internacionais da neuropatia diabética. A última edição das Directrizes ALAD sobre o diagnóstico, gestão e tratamento da diabetes mellitus tipo 2 propõe a seguinte classificação de acordo com o nível de envolvimento das fibras nervosas: [9,34]

1- Neuropatia somática.

J Polineuropatia simétrica distal.

J Neuropatia mista.

2- Neuropatia autonómica.

J Cardiovascular.

- Redução da variabilidade da frequência cardíaca.
- Taquicardia em repouso.
- Hipotensão ortostática.
- Morte súbita (arritmia maligna).

J Gastrointestinal.

- Gastroparesia diabética (gastropatia).
- Enteropatia diabética (diarreia).
- Hipomotilidade do cólon (obstipação).

J Urogenital ou Genitourinary.

- Cistopatia diabética (bexiga neurogénica).
- Disfunção erétil.
- Disfunção sexual feminina. [31]

A polineuropatia distal é a forma mais frequente de apresentação das neuropatias diabéticas, representando mais de 75% das mesmas, razão pela qual a neuropatia diabética e a polineuropatia simétrica distal são frequentemente equiparadas (43-45).

Existem provas de que a polineuropatia simétrica distal, especialmente o subtipo doloroso da neuropatia de pequenas fibras, pode estar presente em 8% dos doentes diabéticos recentemente diagnosticados e em mais de 50% dos doentes diabéticos de longa duração. Além disso, 10-30% dos indivíduos com tolerância à glicose diminuída, pré-diabetes ou síndrome metabólica apresentam-na. Assim, a polineuropatia simétrica distal é a causa mais importante de ulceração do pé e é também um pré-requisito para o desenvolvimento da neuroartropatia de Charcot.

O envolvimento predominante é das fibras sensoriais, do tipo axonal, que se manifesta frequentemente através de uma neuropatia dolorosa, uma vez que as fibras finas estão envolvidas. O diagnóstico clínico e neurofisiológico será principalmente direcionado para esta forma de neuropatia. Em geral, o envolvimento motor é menos relevante, mas existem alguns quadros sensoriais motores puros. [31]

Manifestações clínicas.

O envolvimento do sistema nervoso somático é a forma mais comum de polineuropatia simétrica distal; o seu envolvimento resulta na perda das suas funções protectoras e é responsável por cerca de 60% das lesões do pé. Normalmente predomina a disfunção sensorial ou lesão com um componente motor menor, no entanto, o conceito de neuropatia sensitivo-motora deve ser mantido pela sua relevância clínica e terapêutica. [40]

É importante considerar o provável envolvimento simultâneo do sistema nervoso autónomo que, devido às suas características anatómicas de fibras finas e fibras amielínicas, pode estar alterado a múltiplos níveis em fases iniciais, o que se designa por neuropatia mista. [46-49]

Assim, podem ser observadas lesões autonómicas cardíacas, geniturinárias e gastrointestinais, perturbações da perceção dos sintomas de hipoglicemia, perturbações da sudação (anidrose diabética) e do paladar, bem como falta de acomodação pupilar. [44]

Assim, os primeiros sinais de polineuropatia diabética reflectem a perda gradual da integridade das fibras nervosas grandes e pequenas, mielinizadas e não mielinizadas:

J A perda da sensação vibratória e a diminuição da propriocepção reflectem uma deficiência da grande fibra nervosa.

J A deterioração da dor, do tato leve e da temperatura é secundária à perda de pequenas fibras. [40]

A neuropatia diabética dolorosa afecta aproximadamente 25% dos doentes diabéticos, tratados com insulina e/ou agentes hipoglicemiantes orais, e caracteriza-se por uma neuropatia distal simétrica associada a dor crónica. A sua causa é geralmente vascular, resultando em lesões primárias dos nervos sensoriais devido a hipoxia neuronal e deficiência de nutrientes. [40-44]

A dor é o sintoma mais relevante e tem várias características, sendo descrita como ardor, pontada, formigueiro ou eléctrica e é exacerbada durante a noite. Nas formas mais dolorosas, há um aumento da sensibilidade da pele na zona afetada que torna intolerável a fricção da roupa ou dos lençóis. Além disso, pode ser acompanhada de parestesias, de uma resposta exagerada aos estímulos dolorosos (hiperalgesia) e de dor provocada pelo contacto (alodinia). Pode também interferir com as actividades diárias, levar à incapacidade, ao comprometimento psicossocial e à redução da qualidade de vida.

O início é geralmente bilateral nos dedos e pés. Nos casos de origem assimétrica, a progressão é no sentido da bilateralidade. Pode progredir gradualmente para os gémeos e joelhos, caso em que os doentes podem notar sintomas álgicos e/ou parestesias conjuntamente nas mãos e nos pés; são característicos os défices sensoriais em meia ou luva e a perda ou diminuição do reflexo aquileu, embora alguns doentes com envolvimento apenas de pequenas fibras nervosas possam ter reflexos e sensibilidade vibratória preservados. A alodinia e a hiperalgesia são menos comuns. (44)

Outros sintomas que podem ser encontrados são a claudicação vascular, sinais disautonómicos (coloração e temperatura da pele anormais, sudação), depressão e ansiedade, distúrbios do sono, etc. Na neuropatia diabética dolorosa, predominam as manifestações sensoriais e, na maioria dos casos, os sintomas são ligeiros ou ausentes e a presença de neuropatia é detectada no momento do exame físico.[46] Nas fases iniciais, revela inibição ou perda dos reflexos aquileus, diminuição da sensação vibratória e perda simétrica distal da sensação cutânea, incluindo temperatura, tato fino e dor. O défice é normalmente limitado às pernas. Em casos mais avançados, pode também haver perda dos reflexos patelares e alteração da vibração, da posição das articulações e da sensação de dor profunda nas pernas e nos pés e, ocasionalmente, nos antebraços e nas mãos. [46-49]

Em muitos casos, ocorre um envolvimento motor distal que resulta numa atrofia dos músculos intrínsecos do pé, num desequilíbrio entre a força dos extensores e dos flexores dos dedos e numa perda extensa de reflexos. Isto leva a uma flexão metatarso-falângica crónica (deformidade em garra) que transfere o peso para as cabeças dos metatarsos e resulta na formação de calos que podem desenvolver fissuras, infecções e úlceras. [49]

A presença de úlceras nos pés é a expressão máxima do envolvimento neuropático, determinado por perturbações sensoriais, motoras e autonómicas, que são um indicador de neuropatia avançada. [40]

A neuropatia autonómica diabética pode afetar vários órgãos e sistemas, cardiovascular, gastrointestinal, genitourinário, suprarrenal, glândulas sudoríparas e pupilares, entre outros. Manifesta-se habitualmente em diabéticos de longa duração, mas pode ocorrer precocemente no decurso da doença, por vezes no espaço de um ano após a diabetes mellitus tipo 2, e está habitualmente correlacionada com a presença de polineuropatia sensitiva distal. A prevalência da neuropatia autonómica, detectada por estudos de intervalo de frequência cardíaca, é de 25%, mas com um número reduzido de doentes sintomáticos. A neuropatia autonómica cardiovascular resulta numa diminuição do controlo da frequência cardíaca e na disfunção dos mecanismos vasculares centrais e periféricos, sendo o aumento da frequência cardíaca e da variabilidade da frequência cardíaca os sinais característicos. Vários estudos sugerem um aumento da mortalidade e uma redução da esperança de vida em doentes com comprometimento autonómico cardiovascular. A neuropatia autonómica explica também a existência de alguns enfartes do miocárdio silenciosos. A intolerância ao exercício é outro sintoma comum, devido à diminuição da fração de ejeção cardíaca e à disfunção dos mecanismos de fornecimento muscular periférico. A hipotensão postural, definida como uma diminuição de mais de 30 mmHg ao ficar de pé, com tontura ortostática e sensação sincopal, é comum devido à inervação simpática prejudicada. A hipotensão postural, juntamente com a diminuição dos reflexos cardiovasculares, são a chave para o diagnóstico da neuropatia autonómica. [(40-45)]

As manifestações gastrointestinais incluem gastropatia, que pode estar presente em 75% dos doentes. Os sintomas incluem saciedade precoce, náuseas, vómitos e dor epigástrica. Os vómitos podem revelar a retenção de alimentos até 8-12 horas após a ingestão. Existem também perturbações do trânsito intestinal, que são uma expressão da neuropatia autonómica visceral, como a diarreia ou a obstipação, que têm uma prevalência de até 35%. Apresentam-se geralmente com diarreia nocturna que dura horas ou dias, alternando com obstipação, que também pode ocorrer frequentemente como um sintoma independente. A incontinência fecal e a disfagia são outros sintomas, que podem ocorrer no contexto do envolvimento autonómico gastrointestinal. [(40,42)]

A disfunção erétil pode ser encontrada em até 50% dos doentes diabéticos do sexo masculino, especialmente em idades mais avançadas, e está relacionada com factores neuropáticos, vasculares, metabólicos e psicogénicos. Os distúrbios sensoriais da bexiga, com uma bexiga neurogénica, podem ser encontrados em 37-59% dos doentes, levando a um aumento do limiar do reflexo miccional, com um aumento da capacidade de retenção, o que pode levar a micção de excesso e retenção urinária.

Os sintomas cutâneos incluem anidrose distal dos pés, sudação excessiva do tronco e, por vezes, sudação gustativa, que se manifesta facialmente em relação à ingestão de alimentos. [(40)]

Diagnóstico de polineuropatia simétrica e distal.

A interação médico-doente continua a ser a pedra angular do diagnóstico. Deve ser efectuado um interrogatório minucioso, seguido de um exame físico completo; por outro lado, os estudos funcionais não invasivos de doentes diabéticos com suspeita de neuropatia devem ser solicitados em caso de dúvidas diagnósticas e orientados pelo quadro clínico do doente. [(43)]

Todos os doentes com Diabetes Mellitus tipo 2 devem ser submetidos a um rastreio aquando do diagnóstico da diabetes e os doentes com Diabetes Mellitus tipo 1 no prazo de cinco anos após o diagnóstico e, posteriormente, em ambos os tipos, pelo menos uma vez por ano. O rastreio deve incluir uma história e um exame físico cuidadosos que explorem a temperatura ou a sensação de picada de agulha (fibras pequenas) e a sensação de vibração (fibras grandes). [(49,50)]

O diagnóstico é basicamente clínico. Não há necessidade de estudos electrofisiológicos por eletromiografia e/ou velocidade de condução nervosa quando a história e os achados físicos são consistentes com o diagnóstico de neuropatia diabética.

O teste com maior relevância na prática clínica é o Michigan Neuropathy Screening Instrument (MNSI). Este instrumento foi concebido para utilização em ambulatório nos cuidados primários e é considerado o padrão para o rastreio da neuropatia diabética. Este teste tem uma especificidade de 95-100% e uma sensibilidade de 57-93%. [50]

Outro exemplo de um teste deste tipo é a Escala de Disfunção Neuropática (NDS), que examina os nervos cranianos, a fraqueza muscular, os reflexos e a sensação. A escala é composta por 35 itens para comparar o lado esquerdo e o lado direito do corpo. Este teste é pouco utilizado porque requer mais formação do pessoal que o efectua.

O Neuropathy Impairment Score in the Lower Limbs (NIS-LLs) é uma versão modificada do NDS. Mostra o grau de comprometimento da neuropatia diabética nos membros inferiores, mede a função nervosa, a dor e o risco de ulceração do pé e proporciona a melhor oportunidade para avaliar a eficácia terapêutica. [50,51]

Entre os métodos psicofísicos, o Quantitative Sensory Testing (QST), que permite a deteção de alterações precoces da sensibilidade vibratória e térmica e dos limiares de dor, requer instrumentos especiais e não é facilmente acessível na prática quotidiana; é recomendado em caso de suspeita de neuropatia em fibras de calibre fino.[51]

Os estudos de condução nervosa são adequados para o exame de fibras nervosas sensoriais e motoras mielinizadas longas ou em casos de neuropatia avançada. Devido à disponibilidade limitada do equipamento necessário e aos custos envolvidos, é dada prioridade à abordagem clínica. [50]

Os testes clínicos seguintes são utilizados para avaliar as diferentes fibras nervosas:

1. fibras pequenas: sensação de picadas e de temperatura.
2. grandes fibras: perceção das vibrações, propriocepção, monofilamentos e reflexo do tornozelo. [51]

Para estabelecer o diagnóstico de polineuropatia diabética, é aconselhável:

- Utilizar aparelhos simples de varrimento e de rastreio, algodão, alfinetes, diapasão de 128 Hz e martelo de reflexos (exame do reflexo aquileu e patelar), sensibilidade vibratória no primeiro dedo do pé, avaliação da força dos músculos tibial anterior e peroneal (marcha sobre o calcanhar e sobre o dedo do pé).

Para o diagnóstico de polineuropatia diabética, devem estar presentes pelo menos dois dos três critérios patológicos seguintes:

- Sintomas típicos como ardor, dor aguda, cãibras, dormência, alodinia ou hiperalgesia.
- Sinais: diminuição ou abolição dos limiares da sensibilidade tátil distal, diminuição da sensibilidade vibratória ou dos reflexos tendinosos distais de forma simétrica; diminuição da sensibilidade térmica, vibratória (diapasão) e dolorosa de forma simétrica. Força muscular simétrica distal e simétrica diminuída e/ou ausente (geralmente de apresentação tardia).
- Alterações dos estudos electrofisiológicos (úteis quando são necessários valores

objectivos para avaliar as velocidades de condução nervosa, tanto sensoriais como motoras, as latências e as amplitudes dos nervos estudados). [50,51]

É necessário chegar a um diagnóstico de lesão em qualquer área do sistema nervoso do doente com diabetes o mais precocemente possível, pois o envolvimento com múltiplas manifestações clínicas é evidência de neuropatia avançada. É com este critério de intervenção precoce que foram desenvolvidas e aperfeiçoadas técnicas de avaliação da lesão de fibras finas para diagnosticar a neuropatia de fibras finas, como a biópsia de nervo periférico e a biópsia de pele que avaliam a densidade de fibras a nível intraepidérmico, bem como outras características histopatológicas que permitem um diagnóstico com maior grau de certeza. [18]

É essencial considerar os múltiplos diagnósticos diferenciais que surgem com outros distúrbios neuropáticos que podem ocorrer numa pessoa com Diabetes Mellitus, tais como patologias endócrino-metabólicas (urémicas, amiloidose, hipotiroidismo), infecciosas (herpes, tabes, lepra, HIV), nutricionais (deficiência de complexo B, alcoolismo), hereditárias: Síndrome de Pierre Marie Thot, tóxica, por medicamentos: isoniazida, hidralazina, nitrofurantoína, dissulfiram, vincristina, por metais (chumbo, ouro); também causas inflamatórias (síndromes paraneoplásicas, patologias reumatológicas). [17,18]

Diagnóstico da neuropatia autonómica diabética.

O rastreio da doença autonómica deve ser incluído em qualquer avaliação de doentes com diabetes mellitus. [38]Como o Sistema Nervoso Autónomo (SNA) é composto por fibras amielínicas e de pequeno diâmetro, o seu envolvimento é precoce na progressão da doença, sendo suscetível à noxa metabólica e às vias subsequentes relacionadas com a hiperglicemia. Assim, é de salientar que a neuropatia autonómica diabética pode estar presente em simultâneo com a polineuropatia periférica diabética. Apesar de estar associada a um risco acrescido de mortalidade cardiovascular e de estar associada a uma diminuição da qualidade de vida, a importância da neuropatia autonómica ainda não foi totalmente avaliada. A prevalência relatada varia muito de acordo com a coorte estudada e os métodos de avaliação (9).

Neuropatia autonómica cardíaca.

Os testes que avaliam os reflexos cardiovasculares são o padrão ouro no diagnóstico clínico da disautonomia cardíaca. Estes testes têm uma boa sensibilidade, especificidade e reprodutibilidade e são não-invasivos, seguros, estandardizados e relativamente simples de efetuar. [9]

A primeira manobra clínica recomendada é a medição da frequência cardíaca; esta deve ser avaliada após o doente ter estado em repouso durante 5 a 10 minutos; um valor igual ou superior a 90 batimentos por minuto é um sinal de taquicardia e pode indicar a presença de envolvimento vagal; devem ser sempre excluídas outras causas (hipertiroidismo, febre). Recomenda-se a realização dos seguintes exames

sinais autonómicos de envolvimento simpático vagal, se estiverem disponíveis os instrumentos necessários.

Estes testes permitem investigar a variabilidade da frequência cardíaca em resposta a diferentes estímulos, como a mudança de decúbito, a manobra de Valsalva e a respiração profunda. [40]

A análise dos espaços R-R do eletrocardiograma durante estes testes permite obter os resultados que marcam a normalidade ou anormalidade dos testes. Destes testes, a variação da frequência cardíaca com a respiração profunda tem a maior especificidade (cerca de 80%). A lesão simpática pode ser avaliada através da pesquisa de hipotensão ortostática e da realização da manobra "hand-grip" ou aperto manual de um dinamómetro calibrado ou de uma mola durante 2 minutos. [50]

As variáveis de confusão, como os medicamentos, o estado de hidratação e a hipoglicemia, devem ser tidas em conta na realização destes estudos. As pessoas com diabetes mellitus que apresentem sinais ou sintomas de disfunção autonómica, como taquicardia inexplicada, hipotensão ortostática, fraca tolerância ao exercício, devem ser avaliadas para detetar neuropatia autonómica cardíaca. É aconselhável procurar disfunção cardíaca a partir do diagnóstico de diabetes mellitus tipo 2 e após 5 anos de evolução na diabetes mellitus tipo 1, especialmente nas pessoas com alto risco para esta complicação devido a um mau controlo glicémico crónico, factores de risco cardiovascular, presença de polineuropatia somática e complicações macro e microangiopáticas (51).

É também aconselhável medir o segmento QT; há evidências de uma relação entre a morte súbita e o comprimento do segmento QT; este segmento é um indicador da repolarização cardíaca e a sua regulação depende do sistema nervoso simpático; o valor normal do QT é < 440 milissegundos.[40] Não existem critérios de diagnóstico sistematizados e padronizados, pelo que o estadiamento da neuropatia autonómica cardíaca é ainda uma questão de debate. Propõe-se que a presença de um teste cardiovagal identifique a presença de um envolvimento possível ou precoce e propõe-se que pelo menos 2 testes devem ser anormais para confirmar o diagnóstico. A existência de hipotensão ortostática (assintomática ou sintomática) juntamente com testes de variabilidade da frequência cardíaca anormais apontam para um estado grave ou avançado de envolvimento autonómico cardíaco. [51]

Neuropatia do trato digestivo.

É importante esclarecer que a sintomatologia pode ser escassa e muitas vezes inespecífica, muito variável e, por razões pouco claras, intermitente. [40-43]

O diagnóstico de envolvimento do tubo digestivo deve ter como objetivo a demonstração das alterações de motilidade que o caracterizam, tendo em conta que existem outras patologias com sintomas semelhantes, que devem ser excluídas. No interrogatório, deve ser questionada a presença de plenitude pós-prandial, obstipação ou diarreia. Um sinal muito indicativo é a hipoglicémia não relacionada com as refeições. [51]

Ao nível do esófago, o estudo radiográfico contrastado pode mostrar uma dilatação ligeira, ondas peristálticas primárias reduzidas e trânsito prolongado. A manometria intraluminal é mais sensível. Estudos neuropatológicos do esófago mostraram alterações degenerativas nos troncos nervosos do plexo esofágico e na proximidade dos gânglios celíacos. [14]

Os métodos utilizados para o diagnóstico da gastroparesia incluem: radiografia esófago-gastroduodenal seriada com refeição de bário, manometria, endoscopia gastrointestinal alta; a cintigrafia (o padrão de ouro) é realizada com alimentos sólidos e líquidos marcados com radioisótopos e exames com câmara gama. O tempo médio de esvaziamento dos líquidos pode ser detectado e não deve normalmente exceder 10 minutos; o dos sólidos é normalmente mais lento e não deve exceder 100 minutos. A normalização da refeição de teste foi melhorada, consistindo numa ingestão de baixo teor de gordura, marcada com tecnécio 99.

O teste do hálito exalado com 13 C-acetato ou ácido octanóico é uma opção interessante, pelo menos como ferramenta de rastreio. A ultrassonografia (bi ou tridimensional) é um estudo não invasivo e a ultrassonografia bidimensional foi validada para a medição do esvaziamento de líquidos e semi-sólidos. A obesidade e a presença de gás no intestino, para além da necessidade de um operador experiente, limitam a aplicação do seu uso. O diagnóstico de diarreia neurogénica é muitas vezes feito através da exclusão de outras patologias como a doença celíaca, a insuficiência pancreática exócrina ou a superinfeção bacteriana. A radiologia simples é inespecífica e os estudos contrastados mostram um trânsito prolongado com variações no lúmen intestinal, com segmentos dilatados e espessamento da mucosa intestinal. [40,41]

Neuropatia genitourinária.

A primeira manobra recomendada para os doentes com suspeita de bexiga neurogénica é quantificar o volume da primeira micção matinal: valores superiores a 400 ml sugerem a presença desta doença e justificam estudos complementares; o mais utilizado é a ecografia vesical com medição do resíduo pós-miccional; a cistotonometria permite medir as pressões intravesical e intrauretral. [51]

A fluxometria urinária e a medição dos potenciais do nervo uretral e do esfíncter completam o diagnóstico. Uma vez que partilham a mesma inervação autonómica, a presença de bexiga neurogénica é geralmente acompanhada de disfunção sexual, pelo que é essencial perguntar sobre isso.

Os procedimentos de diagnóstico da disfunção erétil incluem a história médica e cirúrgica do doente, o questionamento sobre o uso de medicamentos com impacto sexual, álcool, tabaco e aspectos psicológicos. Questionários validados como o "Erectile Function Index" podem ser utilizados para caraterizar a frequência e a gravidade dos sintomas. O teste de tumescência peniana nocturna, a ecografia Doppler dos vasos penianos, os reflexos bulbo cavernosos, os estudos de velocidade de condução sensorial, com medição da latência e amplitude dos nervos penianos dorsais, e os potenciais evocados somatossensoriais dos nervos pudendos são outras medidas diagnósticas úteis. [11,22]

Todos estes estudos podem ser úteis, especialmente em doentes que não respondem aos inibidores da 5-fosfodiesterase. As injecções de substâncias vasoactivas como a fentolamina e a papaverina podem ser utilizadas para verificar se o envolvimento é predominantemente vascular. Outro aspeto a considerar é a ejaculação retrógrada associada à disfunção erétil: esta afecta mais de 35% dos homens com diabetes mellitus e está associada a neuropatia sensorial e autonómica. Até à data, a neuropatia autonómica tem sido considerada o principal componente orgânico na disfunção sexual causada pela Diabetes Mellitus (22).

A disfunção sexual feminina não é sistematicamente estudada, mas é lógico inferir a sua presença em mulheres com bexiga neurogénica e outros estigmas de neuropatia autonómica; é útil perguntar sobre a dispareunia, especialmente em mulheres na pré-menopausa. [35,36]

O diagnóstico das neuropatias diabéticas continua a ser fundamentalmente clínico, com o valioso apoio dos estudos neurofisiológicos, nomeadamente da neurocondução e da eletromiografia, que são vitais no diagnóstico diferencial e na caraterização das neuropatias. As neuropatias diabéticas mais frequentes são a polineuropatia sensitiva distal e a neuropatia autonómica. Para além da duração e da gravidade da diabetes, existem outros factores de risco independentes na génese da neuropatia, como os distúrbios lipídicos, a obesidade e a hipertensão arterial. A presença de neuropatia autonómica, para além do impacto clínico nas diferentes funções sistémicas, no caso de envolvimento cardiovascular leva a uma maior mortalidade e a uma menor esperança de vida. [51]

Tratamento da neuropatia diabética.

Uma vez efectuado o diagnóstico de polineuropatia diabética, é necessária uma intervenção intensiva para tentar modificar a história progressiva desta complicação microvascular. A primeira etapa consiste em otimizar o controlo glicémico (procurar, na medida do possível, valores de HbA1c inferiores a 7%, mas evitando as hipoglicemias). [52]

Tratamento da neuropatia dolorosa.

A dor é uma das manifestações mais preocupantes da polineuropatia diabética; o seu tratamento é muitas vezes difícil e o doente deve saber que muitas vezes apenas se conseguirá a redução da dor; atualmente existe uma vasta gama de fármacos que oferecem algum grau de alívio. A primeira conduta que se deve estabelecer perante um doente com Diabetes Mellitus com dor neuropática é que o diagnóstico corresponde a uma afetação sensorial causada pela diabetes, para a diferenciar de outras etiologias de dor neuropática (compressão radicular, estreitamento do canal raquidiano, afetação traumática, etc.) que justificam o(s) sintoma(s). [40]

É evidente que uma resposta favorável é mais provável nos doentes em que se estabelece um diagnóstico precoce, se reduz eficazmente a glicemia, se tomam medidas para evitar ou reduzir o traumatismo do pé e se inicia precocemente um tratamento atempado e eficaz das infecções ou ulcerações do pé, antes de se tornarem incontroláveis. Os analgésicos fracos podem ser utilizados para a dor moderada, mas não são úteis para a dor grave, e a utilização a longo prazo de anti-inflamatórios não esteróides não é recomendada devido à potencial nefrotoxicidade. As recomendações actuais de tratamento para a neuropatia diabética dolorosa são as seguintes [52]

Tabela 1. Recomendações para o tratamento da neuropatia diabética

Doloroso. [52]

Linha de tratamento	Grupo farmacológico	Medicamentos	Dose
			recomendado
ª1 linha de tratamento	-Antidepressivos tricíclicos (Aminas secundárias) -Inibidores selectivos da recaptação da norepinefrina e da serotonina (IRSN) Bloqueadores dos canais de cálcio α2τ Adesivo de lidocaína 5% - Adesivo de lidocaína 5% - Adesivo de lidocaína 5% - Adesivo de lidocaína 5% - Adesivo de lidocaína	Amitriptilina Nortriptilina Desimipramina Duloxetina Venlafaxina Gabapentina Pregabalina	25-150mg/24h 25-150mg/24h 25-150mg/24h 30mg/24h-60mg/12h 37,5-225mg/24h 300-800mg/24h 75-150mg/24h Colocar o penso na zona afetada durante 12 horas. A dose máxima é de 3 pensos por dia.
2ª linha de tratamento	Opiáceos menores Opióides principais	Tramadol Morfina Oxicodona Metadona Fentanilo transdérmico Buprenorfina transdérmica	50-400mg/24h 10-20mg/12h 5-10mg/12h 2-5mg/24h 12-25mcg/h 15,5-35mcg/h
	Anticonvulsivantes	Carbamazepina Oxcarbacepina	200-600mg/24h 300-2400mg/24h
ª3 linhas de tratamento	Inibidores da recaptação da norepinefrina e da dopamina Antagonistas NMDA Capsaicina tópica 0,075%.	Topiramato Ácido valpróico Lamotrigina Clonazepam Bupropiona Dextromorfano Mamantina	100-800mg/24h 250-2000mg/24h 25-200mg/24h 0,5-4mg/24h 120-270mg/24h 30mg/24h 3-4 aplicações/dia

Tabela 2. Anticonvulsivantes de eleição no tratamento da neuropatia Diabético. [52]

	Mecanismo	**Dose Inicial**	**Dose de manutenção (mg/d)**	**Intervalo (h)**
Carbamazepina	ı Canais de Na^+	200	600-1600	6-8
Oxcarbacepina	ı dos canais de Na^+		900-2400	

	ı Canais de Ca^{+2} ⅛ Glutamato t GABA			
Gabapentina	$^{+2}$Bloqueio dos canais de Na dependentes dos canais de Ca^{+}		900-3600	8
Pregabalina	$^{+2}$Bloqueio dos canais dependentes do canal de Ca	75	450	
Clonazepam	f GABA	0.5	2-6	8-12
Topiramato	f GABA I Glutamato	25	200-400	

Os medicamentos mais frequentemente utilizados são:

- Analgésicos: devem ser utilizados com precaução em doentes diabéticos devido às numerosas interacções que apresentam, tendo também em conta a potencial hepatotoxicidade e as lesões gástricas, bem como o risco de dependência quando são utilizados opióides. Os anti-inflamatórios não esteróides (AINE) não devem ser indicados, uma vez que não têm qualquer efeito na dor neuropática e podem potencialmente causar compromisso renal. A utilização de paracetamol, ao qual se pode adicionar dextroproxifeno ou codeína, quando o doente está muito sintomático, proporciona geralmente alívio. [52,53]
- Antidepressivos tricíclicos: a componente depressiva é frequentemente observada em doentes com dor crónica; os antidepressivos tricíclicos (amitriptilina, imipramina e nortriptilina) demonstraram eficácia na clínica. Este efeito benéfico é independente da sua ação antidepressiva e pode dever-se à inibição da recaptação neuronal da noradrenalina e da serotonina e/ou a um efeito direto sobre os receptores opióides. Devido à sua atividade anticolinérgica, não são raros os efeitos adversos como a secura da boca e a retenção urinária. Devido ao prolongamento do segmento Qt associado a estes fármacos, podem ocorrer arritmias, pelo que se aconselha a pesquisa de disautonomia cardíaca antes da sua utilização. Tanto a venlafaxina como a duloxetina (antidepressivos de dupla ação) demonstraram efeitos benéficos na dor neuropática. Este último medicamento foi aprovado pela Food and Drug Administration (FDA) para o tratamento da neuropatia dolorosa; produz uma inibição selectiva da recaptação da noradrenalina e da serotonina e mantém estes neurotransmissores no espaço intersináptico. O mais utilizado em Espanha é a amitriptilina, que demonstrou a sua eficácia para esta indicação. [52]
- Anticonvulsivantes: A hiperexcitabilidade nervosa nas fibras de transmissão da dor é a principal causa da dor neuropática; além disso, foi demonstrada a atividade espontânea dos neurónios aferentes primários no corno dorsal de doentes com neuropatia periférica. O glutamato, que actua nos receptores NMDA, parece

desempenhar um papel importante em ambos os mecanismos. Todos os medicamentos que actuam diminuindo esta hiperexcitabilidade nervosa ou diminuindo os níveis de glutamato serão eficazes na dor neuropática. São particularmente úteis quando a dor se manifesta sob a forma de crises agudas, mas devem ser reservados se a dor for contínua. Ocasionalmente, pode ser necessário associar mais do que um anticonvulsivo para controlar a dor e é de notar que o seu início de ação não começa antes de 3-4 semanas. A carbamazepina e a desoxcarbazepina, em doses de 200-600 mg/dia, demonstraram eficácia terapêutica. A gabapentina, em doses de 400 mg a 3 g/dia, é outro fármaco indicado para a dor da polineuropatia diabética; os efeitos secundários mais frequentemente relatados são tonturas e sonolência. Atualmente, a pregabalina (um análogo químico do GABA que é inativo nos receptores GABA) é o medicamento aprovado pela FDA para o tratamento da dor neuropática. É um ligando da subunidade α2δ dos canais de cálcio dependentes da voltagem; os efeitos benéficos na dor neuropática são observados com doses de 300-600 mg/d. peso. A sonolência, o edema e o aumento são mencionados como os acontecimentos adversos mais frequentes (53,54).

- Anestésicos locais: actuam bloqueando a condução nervosa nos axónios aferentes alterados e diminuindo a libertação de noradrenalina nas fibras simpáticas. Estão contra-indicados nas perturbações da condução atrioventricular, na insuficiência cardíaca e nas insuficiências hepática e renal. A lidocaína é administrada numa dose inicial de 1 mg/kg de peso corporal dissolvida em 250 ml de soro fisiológico a administrar durante 2 h. A intervalos semanais, a perfusão é repetida, aumentando a dose até 5 mg/kg de lidocaína. São efectuados quatro a oito tratamentos intravenosos. (54)

- Opióides: embora até há alguns anos fossem considerados contra-indicados na dor neuropática, já não é esse o caso e, embora a dor neuropática responda menos bem aos opióides do que a dor nociceptiva, a sua utilização está a tornar-se cada vez mais comum nestes doentes. Tal como noutros tipos de dor crónica não oncológica, a utilização de opióides potentes deve ser limitada aos doentes com dor grave que não respondem a todos os outros tratamentos adequados. O opióide de eleição é o tramadol, porque tem dois mecanismos de ação, a ligação aos receptores opióides M e a inibição da recaptação da noradrenalina e da serotonina, sendo este último o efeito mais potente. A dose habitual é de 50 mg de 8 em 8-6 horas, com uma dose máxima de 400 mg/dia. Se for necessário administrar um opióide potente, pode utilizar-se a oxicodona, que tem bons resultados no tratamento da dor neuropática; recomenda-se iniciar com doses de 510 mg/12 h. Também se pode utilizar o sulfato de morfina devido às suas múltiplas apresentações, que facilitam a titulação da dose do doente, o fentanil transdérmico na dose de 12 mg/h, a buprenorfina transdérmica 17,5-35 mg/h e a metadona devido à sua ação antagonista NMDA. [54,55]

- As preparações tópicas são utilizadas como tratamento complementar para os doentes idosos ou para aqueles que não toleram doses eficazes de analgésicos. Como medicamento tópico, a capsaicina, uma substância contida em várias espécies de pimentos capsicum, foi aprovada para a dor neuropática: em concentrações elevadas (8%), o patching produz uma dessensibilização aos noxes térmicos e químicos e aos estímulos mecânicos de forma dependente da dose. [39] É mais eficaz nos doentes que apresentam uma sensação de ardor superficial do que nos que referem dores mais profundas. Pode causar sensação de ardor, espirros e tosse, erupção cutânea e eritema como efeitos secundários. Deve ser aplicado três a quatro vezes por dia em pequenas quantidades para evitar a desagradável sensação inicial de ardor, que desaparece com aplicações sucessivas. [52]

- São mencionadas abordagens não farmacológicas da dor, como a estimulação nervosa transcutânea ou percutânea, a aplicação de ondas electromagnéticas de frequência modulada, lasers e acupunctura. É provável que o modo de ação destas intervenções esteja relacionado com a libertação de opióides endógenos ao nível da medula espinal. Os resultados relatados são variáveis, mas podem ser considerados no contexto geral das indicações.

No que diz respeito aos medicamentos atualmente disponíveis, um deles é o ácido tióctico, também conhecido como ácido alfa-lipóico; esta substância anfibólica, inicialmente classificada como uma vitamina e sintetizada no ser humano principalmente no fígado e nos rins em quantidades vestigiais, foi-lhe atribuída quatro propriedades antioxidantes principais, sendo por isso utilizada no tratamento da neuropatia diabética:

1. Capacidade de reduzir as espécies reactivas derivadas do oxigénio.
2. Capacidade de regenerar os antioxidantes endógenos.
3. Capacidade de reparar as lesões oxidativas dos tecidos.
4. Capacidade de quelação.

É de salientar que as combinações de medicamentos são normalmente necessárias. Deve ser implementada uma combinação racional de fármacos com o objetivo de reduzir a dor e, ao mesmo tempo, evitar efeitos secundários com doses mais elevadas de um único fármaco, uma vez que estes são normalmente dependentes da dose. [40,52]

Tratamento da neuropatia autonómica.

As formas sintomáticas mais comuns da neuropatia autonómica diabética são a gastroparesia, a hipotensão ortostática e a bexiga neurogénica. [40]

Perturbações da motilidade gástrica.

O objetivo do tratamento é aumentar a taxa de evacuação do estômago. A metoclopramida e a domperidona demonstraram ser úteis, embora a sua eficácia diminua com o tempo de utilização e os efeitos extrapiramidais do primeiro medicamento devam ser mencionados, dada a sua capacidade de atravessar a barreira hemato-encefálica. A cinitaprida também pode ser utilizada. A eritromicina, sendo um agonista dos receptores da motilina, promove o esvaziamento gástrico. Em situações de envolvimento avançado, está indicada por via parentérica no doente hospitalizado. Os análogos sintéticos da motilina são mencionados na fase de investigação, mas ainda há falta de evidência sustentável. [40,42,43]

Tratamento da hipotensão ortostática.

Muitas vezes, a utilização de medidas terapêuticas é desnecessária porque a sintomatologia é escassa e não coloca problemas na vida quotidiana dos doentes. Naqueles em que a sintomatologia está presente (e em casos extremos pode causar lipotimia), estão indicadas medidas mecânicas ou o uso de fármacos vasoconstritores. As primeiras consistem em elevar a cabeceira da cama em 10 a 12 cm, reduzindo assim a pressão sobre a artéria renal e promovendo um aumento da excreção de renina com aumento do volume sanguíneo. Devem ser evitadas mudanças bruscas de posição. Outra medida útil é a utilização de ligaduras elásticas nos membros inferiores ou cintas que cubram até à zona costal. Isto reduz a capacidade de expansão do leito vascular aquando da mudança de postura. Do ponto de vista das indicações farmacológicas, os psicotrópicos e os diuréticos devem ser eliminados em primeiro lugar. O tratamento pode ser iniciado com efedrina em doses de 25-50 mg duas a três vezes por dia. Se não houver sucesso, a utilização de glucocorticóides (fludrocortisona em doses iniciais de 1 mg durante alguns dias, seguida de tratamento de manutenção com 0,2 mg/d) melhora a hipotensão. A midodrina também pode ser usada em doses de 2,5 mg a 5 mg até duas vezes ao dia, o que aumenta a pressão arterial e o tónus vascular, tendo em conta os efeitos secundários do agonismo dos receptores alfa 1 adrenérgicos. (40,42)

Bexiga neurogénica.

O tratamento da bexiga neurogénica tem como objetivo melhorar a dinâmica do esvaziamento da bexiga para evitar a urina residual pós-vazamento que favorece as infecções sobrepostas. Nalguns casos, o doente pode auto-cateterizar-se e depois ser instruído para conseguir uma reeducação da micção, urinando de forma programada, em vez de esperar pela sensação consciente de distensão da bexiga. A compressão da bexiga através da parede abdominal pode ajudar a diminuir o esvaziamento, mas deve ser lembrada a possibilidade de aumentar o refluxo para os rins. Os agentes colinérgicos, como o betanecol, podem facilitar o esvaziamento da bexiga, mas existem poucos estudos controlados que confirmem a sua eficácia. O relaxamento do esfíncter interno do colo vesical pode ser conseguido com alfa-bloqueadores como a doxazosina na dose de 1 ou 2 mg, duas a três vezes por dia. [40]

As evidências clínicas e epidemiológicas existentes afirmam a elevada prevalência da neuropatia diabética, sendo a mais precoce e mais frequente das complicações microvasculares. Daí a necessidade de um diagnóstico precoce na população diabética para evitar os elevados custos pessoais, familiares e profissionais deste compromisso. O principal objetivo é a prevenção, para a qual é necessário assegurar que tanto a equipa de saúde como os doentes recebem a educação necessária para evitar a neuropatia e, uma vez desenvolvida, retardar a sua progressão. Deve ter-se em conta que a neuropatia afecta todo o sistema nervoso e não apenas os membros. No âmbito do envolvimento do SNA, o vasto campo da disautonomia pode ter um impacto profundo na qualidade de vida e também na esperança de vida. Se a neuropatia não tiver sido prevenida, devem ser implementadas medidas farmacológicas, etiopatogénicas e sintomáticas adequadas para abrandar a sua progressão. [44]

III. Programa de Atenção Integral ao Paciente Diabético.

Há mais de 40 anos que o Instituto Nacional de Endocrinologia de Cuba concebeu o Programa Nacional de Atenção Integral ao Paciente Diabético com o objetivo de reduzir a morbilidade e a mortalidade dos pacientes com diabetes mellitus; este programa foi modificado ao longo dos anos, adaptando-se às mudanças sociais e económicas do país.

A prestação de cuidados óptimos aos diabéticos por parte dos prestadores de cuidados de saúde e dos doentes pode prevenir ou atrasar o desenvolvimento de complicações, pelo que um programa global bem concebido de cuidados para a diabetes pode conduzir a reduções significativas da morbilidade, da incapacidade e da mortalidade prematura.

Este programa não funciona isoladamente, as suas acções são reforçadas pela formação, integração de serviços a todos os níveis do sistema de saúde, especialmente em estreita interação com outros programas de prevenção e tratamento de doenças crónicas não transmissíveis. [23]

A maioria dos doentes diabéticos é atendida em unidades de cuidados primários/sistema de médicos de família (onde é necessário assegurar uma formação adequada, uma vez que se trata da componente do sistema mais próxima do doente), com uma integração adequada do sistema de referência e contra-referência com os níveis secundário e terciário.

Entre os objectivos do programa contam-se a melhoria do conhecimento da magnitude do problema da diabetes mellitus em Cuba e o apoio à investigação destinada à prevenção e ao controlo desta doença. Para o efeito, a formação dos prestadores de cuidados de saúde, dos doentes e das suas famílias a todos os níveis do sistema é de importância primordial. [23]

O programa cubano para doentes diabéticos refere a pesquisa de factores de risco e sintomas associados a perturbações neuropáticas vegetativas ou autonómicas desde a primeira consulta, bem como o exame físico neurológico adequado e exaustivo. Por outro lado, estabelece que, após a avaliação inicial exaustiva, o doente deve ser visto em consulta e no terreno pelo menos de quatro em quatro meses e uma avaliação neurológica completa anualmente. Nas consultas trimestrais, deve ser efectuado um exame físico completo, com especial referência ao peso, tensão arterial, exame cardiovascular, neurológico e dos membros inferiores. Deve também ser estabelecido um registo de controlo metabólico, que inclua o controlo da glicemia pelo próprio doente quatro vezes por dia (antes do pequeno-almoço, almoço, jantar e ao deitar), que deve ser registado no processo clínico, bem como um perfil lipídico de seis em seis meses.

Embora o programa reconheça a neuropatia diabética como uma complicação de elevada prevalência na população diabética, não existe uma referência exaustiva às suas formas de apresentação nem aos comportamentos a ter em conta nos doentes que a apresentam, com exceção do pé diabético como fase final da complicação neuropática dos membros inferiores, ou seja, não há evidência de igual interesse e

conhecimento da mesma em relação a outras complicações da diabetes mellitus, o que leva à sua deteção tardia.
O amplo universo desta complicação torna necessário que o profissional médico que cuida de pessoas com diabetes tenha uma visão aberta e integrada da mesma. Por outro lado, o desconhecimento desta condição leva a uma diminuição da sua deteção, o que aumenta a morbilidade e a mortalidade dos doentes com diabetes mellitus. É evidente que a gestão e o tratamento desta complicação crónica da diabetes mellitus é um desafio significativo que exige conhecimento e preparação por parte do médico dos cuidados de saúde primários. [20]

4 CONCEPÇÃO METODOLÓGICA

Realizou-se uma investigação sobre os sistemas e serviços de saúde através de um estudo observacional descritivo na área da saúde da Policlínica Docente "Manuel Piti Fajardo" de Santo Domingo, no período de setembro/2021 a junho/2023.

Amostra.

Foram seleccionadas duas amostras para o estudo, uma de doentes e outra de profissionais de saúde.

Doentes:

O estudo foi constituído por 54 doentes diabéticos com mais de 40 anos de idade, com diagnóstico de neuropatia diabética há mais de um ano, que frequentaram a Consulta de Atenção Integral ao Doente Diabético da Policlínica "Manuel Piti Fajardo" durante o período de setembro/2021 a junho/2023.

Para serem incluídos no estudo, os doentes manifestaram a sua vontade de participar, assinando o formulário de consentimento informado (Anexo 1).

Profissionais de saúde:

Trabalhámos com 35 médicos da área de saúde de Santo Domingo, seleccionados através de uma amostra não probabilística intencional. [erdoer]Foram incluídos todos os Residentes de 1, 2 e 3 anos e os Especialistas em Medicina Geral e Integral pertencentes aos dois Grupos Básicos de Trabalho (GBT) da zona urbana, que estavam a prestar cuidados no período do estudo e que deram o seu consentimento para participar no estudo (Anexo 1A). (Anexo 1A).

O estudo consistiu na avaliação tática de alguns elementos correspondentes às componentes de estrutura e de processo do Programa Integrado de Cuidados ao Doente Diabético relacionados com a neuropatia diabética.

Na **componente estrutura**, foram analisadas as qualificações, competência e experiência do pessoal, e na **componente processo**, foi analisada a qualidade dos cuidados (diagnósticos e terapêuticos), especificamente no que respeita à deteção precoce e tratamento atempado da neuropatia diabética.

Métodos e técnicas de recolha de dados.

Na primeira fase, foi realizado um interrogatório pormenorizado, utilizando um Guião de Entrevista Individual (Anexo 2), elaborado após uma revisão da bibliografia actualizada, que consistia em duas partes.

A primeira parte recolheu dados gerais sobre o doente e dados de interesse para a investigação, que se referiam à caraterização do grupo de estudo e incluíam as variáveis idade, sexo, cor da pele, hábitos tabágicos e ingestão de bebidas alcoólicas.

A segunda parte deste instrumento foi aplicada aos pacientes com o objetivo de identificar os sintomas e sinais neuropáticos e o tempo de evolução dos mesmos, sendo constituída por 30 questões relacionadas com os diferentes tipos de neuropatia, as quais foram redigidas de forma simples, evitando o uso de terminologia médica, de modo a conseguir uma melhor compreensão por parte dos pacientes do estudo.

Para completar a recolha de informação, foi efectuado um exame físico para verificar a presença de sintomas e sinais de neuropatia diabética nos pacientes, incluindo a determinação da pressão arterial, o cálculo do índice de massa corporal, a pesquisa de deformidades nos pés e foi dado especial ênfase ao exame neurológico, determinando a sensibilidade à dor e à vibração dos pacientes, bem como os reflexos osteotendinosos. Este exame físico foi efectuado pelo investigador em conjunto com o médico do Serviço de Atendimento Integral ao Doente Diabético da Policlínica "Manuel Piti Fajardo".

-Para a medição da pressão arterial foi utilizado um esfigmomanómetro certificado como adequado para utilização pelo Departamento de Metrologia e Normalização e o procedimento foi realizado no membro superior esquerdo com o doente sentado. Foi tido em conta um período de repouso de 15 minutos antes da medição da pressão arterial e foram previamente excluídos alguns factores que poderiam alterar os resultados do teste, como o exercício físico antes da medição da pressão arterial, a ingestão de café ou de outros estimulantes e o consumo de tabaco 30 minutos antes da medição da pressão arterial.

- Por outro lado, o cálculo do índice de massa corporal (IMC) incluiu a determinação do peso corporal e da altura, para o que foi utilizada a balança da Clínica de Cuidados Integrais do Diabético, certificada como adequada para utilização pelo Departamento de Metrologia e Normalização, enquanto que para a determinação da altura foi utilizada a vara de medição acoplada à balança.

- O exame neurológico foi efectuado num ambiente calmo e descontraído. Para a exploração da sensibilidade dolorosa e vibratória, utilizou-se uma agulha hipodérmica e um diapasão de 128 Hz, respetivamente, para o que o paciente foi colocado em decúbito dorsal com os olhos fechados para evitar falsificar os resultados e para que o paciente não memorizasse a sequência exploratória, esta foi efectuada de forma aleatória sem seguir uma ordem pré-estabelecida.

No caso da sensibilidade vibratória, um diapasão de 128 Hz foi mantido na base e um golpe forte foi aplicado para produzir vibração, sendo depois colocado perpendicularmente numa proeminência óssea com pressão constante. A sensibilidade foi explorada ao nível de ambos os maléolos e ao nível da falange distal do primeiro dedo de ambos os pés.

Para a sensibilidade à dor, foi utilizada uma agulha hipodérmica para cada paciente, aplicando um estímulo doloroso, com especial ênfase na região plantar de ambos os membros inferiores e na região plantar do primeiro e quinto metatarsos.

O doente assinalava em cada caso uma resposta afirmativa (Sim) ou negativa (Não) em correspondência com a perceção ou não do estímulo, respetivamente. O exame foi evitado em zonas onde existissem úlceras, feridas ou outras lesões dermatológicas.

-Para explorar os reflexos osteotendinosos ou profundos, tomámos como referência o reflexo Aquileu ou tríceps sural, com o sujeito ajoelhado numa cadeira ou maca, o explorador levantou ligeiramente o pé do paciente com uma mão e com a outra mão bateu com o martelo de reflexo ao nível do tendão de Aquiles, tendo o cuidado de não bater no calcâneo. A resposta normal do doente deveria ser a extensão do pé. Foi considerado alterado quando esta resposta não foi observada aquando da realização desta manobra.

- O exame complementar incluiu a determinação do colesterol total e dos triglicéridos, da glicemia em jejum e pós-prandial, bem como a realização de um eletrocardiograma.

A preparação para a colheita de sangue baseou-se nos seguintes requisitos: ter feito uma refeição ligeira na noite anterior, estar em jejum de 12 a 14 horas e não ter ingerido bebidas alcoólicas nas 24 horas anteriores. Para as determinações, foi utilizada uma microcentrifugadora (KOKUSAN), após coordenação com o Laboratório Clínico situado na área de saúde onde foram colhidas as amostras para a investigação, que estava de acordo com as normas de qualidade para o efeito e foi certificada como adequada para utilização pelo Departamento de Metrologia e Normalização.

-Cada doente foi submetido a um eletrocardiograma para determinação da frequência cardíaca em repouso, bem como de outras alterações que o doente pudesse apresentar, tendo para o efeito retirado todos os objectos metálicos que possuía, tais como cintos, relógios, anéis, brincos, etc. Uma vez o doente descalço e em decúbito dorsal na maca, a zona do tórax onde foram colocados os eléctrodos foi limpa com algodão impregnado de álcool para o posterior eletrocardiograma.

A complementação dos dados foi feita através da revisão dos prontuários individuais dos pacientes da amostra, utilizando um Guia de Revisão Documental (Anexo 3), que ajudou a determinar se o diagnóstico de neuropatia diabética foi feito em tempo hábil e se o acompanhamento médico foi realizado com a qualidade e frequência de consultas e interconsultas estabelecidas pelo programa. Para além disso, foram obtidos dados importantes como o tipo de diabetes mellitus e o tempo de evolução, as comorbilidades associadas, o tratamento indicado, a frequência de consultas recebidas pelo doente nos últimos cinco anos e a qualidade das mesmas.

Além disso, foi aplicado um questionário aos médicos dos Cuidados de Saúde Primários (Anexo 4), concebido pela equipa de investigação, seguindo a experiência de investigações anteriores. Para a realização do questionário, foi consultada a bibliografia actualizada e realizou-se uma mesa redonda com a equipa de investigação onde foram definidos os cinco núcleos temáticos a avaliar (Generalidades da Neuropatia Diabética, Manifestações Clínicas da Neuropatia Diabética, Afetação por sistemas da Neuropatia Diabética, Diagnóstico e Tratamento da Neuropatia Diabética); este questionário era constituído por duas secções. A primeira delas foi concebida com o objetivo de recolher dados gerais de interesse para a investigação, tais como o grau de especialização, a participação em cursos de pós-graduação recebidos nos últimos cinco anos sobre o tema da neuropatia diabética e o conhecimento de um instrumento ou ferramenta utilizado para avaliar a presença de neuropatia diabética. A segunda parte deste instrumento permitiu determinar o nível de conhecimento que os profissionais de saúde possuíam sobre a neuropatia diabética, que foi avaliado em correspondência com o estabelecido na chave de qualificação (Anexo 5).

Operacionalização das variáveis.

Na amostra de doentes:

Variáveis epidemiológicas e clínicas de interesse.

1. Idade: anos de idade no momento da investigação. Foram definidos os seguintes grupos etários:

- Entre 40 e 49 anos de idade.
- Entre 50 e 59 anos de idade.
- Entre 60 e 69 anos de idade.
- Mais de 70 anos de idade.

2. Sexo: de acordo com o sexo biológico.

-Feminino (F).

-Masculino (M).

3. Cor da pele: de acordo com a cor da pele.

- Branco (B).
- Não branco (NB).

4. Hábito tabágico: tendo em conta as informações obtidas no Guia de Entrevista Individual (Anexo 2), foram estabelecidas as seguintes categorias: -Fumador ativo.

-Fumo passivo.

Ex-fumador.

-Não fumar.

5. Consumo de bebidas alcoólicas: tendo em conta a informação obtida no Guião de Entrevista Individual (Anexo 2), foram estabelecidas as seguintes categorias:

-Sim: quando o doente tem um historial de consumo de bebidas alcoólicas, independentemente do tipo, da quantidade e da frequência do consumo.

-Não: quando o doente não tem antecedentes de consumo de bebidas alcoólicas.

6. Tipo de Diabetes Mellitus: distúrbio endócrino-metabólico, decorrente de alterações no metabolismo dos hidratos de carbono, gorduras e proteínas, devido a um défice relativo ou absoluto na síntese de insulina ou a um defeito na utilização da insulina. Tendo em conta a informação obtida no Guia de Revisão Documental (Anexo 3), definiu-se o seguinte:

- Diabetes Mellitus tipo 1.
- Diabetes Mellitus tipo 2.

7. Evolução temporal da diabetes mellitus: período de tempo entre o diagnóstico da doença e o momento da investigação:

- Menos de 5 anos de idade.
- Entre 5 e 10 anos.
- Entre 10 e 15 anos.
- Mais de 15 anos.

8. Comorbilidades presentes no doente: tendo em conta as informações obtidas no Guia de Revisão Documental (Anexo 3):

- Hipertensão arterial.
- Doença renal crónica.

- Doença isquémica do coração.
- Dislipidemia.
- Obesidade.

9. Grau de controlo metabólico: avaliação prognóstica do controlo metabólico do doente com base em parâmetros clínicos e bioquímicos.

Parâmetros clínicos:

- Presença ou ausência de sintomas.

1) Nada a assinalar - Bem.
2) Poliúria, polifagia, polidipsia, astenia, parestesia, perda de peso - Mau.

- Avaliação nutricional: foi efectuada através da determinação do Índice de Massa Corporal (IMC).

1) ^{2}18,5-24,9 Kg/m Normopeso.
2) ^{2}25-29,9 Kg/m Excesso de peso.
3) ^{2}>30- Kg/m Obeso.

Foi interpretada da forma a seguir descrita:

1) Normo peso- Bom.
2) Excesso de peso - Aceitável.
3) Obeso - Mau.

- Tensão arterial

1) < 130/85 mmHg - Bom.
2) >130/85 mmHg - <140/90 mmHg - Aceitável.
3)>140-90 mmHg - Mau.

Parâmetros bioquímicos:

- Níveis de glicose no sangue em jejum.

1) < 6,1 mmol/l- Bom.
2)6,1 - 7 mmol/l- Aceitável.
3)>7 mmol/l- Mau.

- Níveis de glucose no sangue pós-prandial.

1) < 7,8 mmol/l- Bom.
2)7,8 -10 mmol/l- Aceitável.
3)>10 mmol/l- Mau.

Níveis lipídicos.

- Colesterol total.

1) < 5,2 mmol/l- Bom.
2)5,2 - 6,2 mmol/l- Aceitável.
3)> 6,2 mmol/l- Mau.

- Triglicéridos.

1) < 1,7 mmol/l- Bom.
2)1,7 - 2,2 mmol/l- Aceitável.
3)> 2,2 mmol/l- Mau.

Para a distribuição do grau de controlo metabólico dos doentes, as variáveis foram interpretadas da seguinte forma:

1) Bom controlo metabólico: quando todos os parâmetros clínicos e bioquímicos foram classificados como bons.
2) Controlo metabólico aceitável: quando todos os parâmetros se encontram na categoria aceitável ou quando as combinações dos sete parâmetros alternam entre aceitável e bom em qualquer das suas variantes.
3) Mau controlo metabólico: quando havia um ou mais critérios maus e os outros estavam na categoria boa ou aceitável.
10. Tipo de Neuropatia Diabética: complicação microvascular caracterizada por sinais ou sintomas de disfunção dos nervos periféricos que afectam o sistema somático e autonómico em doentes com Diabetes Mellitus de tipo 1 e 2.
-Polineuropatia simétrica e distal: quando ao exame físico o doente apresenta envolvimento sensitivo-motor, predominantemente nos membros inferiores, com progressão insidiosa e centrípeta, com predomínio de sintomas sensoriais, quer por excesso: parestesia, alodinia e relato de dor nocturna que melhora com a marcha (envolvimento de fibras pequenas) ou por defeito: hipoestesia, ataxia, areflexia (envolvimento de fibras grossas); e quando se obtiveram respostas afirmativas às questões dos itens 1 a 13 da segunda parte do Guião de Entrevista Individual ao Doente. (Anexo 2)
- Neuropatia autonómica ou vegetativa: envolvimento dos sistemas simpático e parassimpático, de forma irregular, associado a vários sintomas clínicos, consoante o território afetado.
• Gastrointestinal: quando o doente apresentava história de gastroparesia, diarreia predominantemente nocturna, obstipação, incontinência fecal, náuseas, vómitos, saciedade precoce com dor abdominal em cólica e hipoglicemia não relacionada com a hora das refeições, tendo também em conta as respostas afirmativas aos itens 16-21 obtidos na segunda parte do Guião de Entrevista Individual ao Doente (Anexo 2).
• Geniturinário: quando o paciente apresentava uma história de bexiga neurogénica, incontinência urinária grave, disfunção erétil, ejaculação retrógrada e dispareunia, foram tidas em conta as respostas afirmativas dos itens 22 a 27 obtidos na segunda parte do Guia de Entrevista Individual ao Paciente (Anexo 2).
• Cardiovasculares: quando o doente apresentava taquicardia sinusal, prolongamento do intervalo QT, diminuição da variabilidade R-R, hipotensão ortostática e má tolerância ao exercício físico, sendo também tidas em conta as respostas afirmativas às questões dos itens 28 a 30 da segunda parte do Guião de Entrevista Individual ao Doente (Anexo 2).
-Mista: quando o doente apresentava envolvimento do sistema autonómico (cardiovascular, gastrointestinal e genitourinário), bem como manifestações clínicas de polineuropatia simétrica e distal.
<u>Variáveis para determinar a qualidade do acompanhamento e controlo dos doentes</u> diabéticos.
11. Qualidade no acompanhamento e controlo.
Foi determinado a partir da revisão das histórias clínicas individuais e tendo em conta

o acompanhamento e controlo dos doentes diabéticos nos últimos cinco anos de evolução da doença; tomando como referência os seguintes critérios, indicadores e normas:

Critérios	Indicadores	Padrão r
Frequência das consultas e motivos.	Número de doentes com uma frequência de consulta adequada *Total de doentes* × 100	100
Anamnese .	Número de pacientes com anamnese correcta - × 100 *Total de doentes*	100
Exame Físico.	Número de doentes com exame físico completo e cori *Total de doentes* × 100	100
Exames laboratoriais.	Número de doentes com testes laboratoriais estabelecidos por programa indicado *Total de doentes* × IOO	100
	Número de doentes com testes laboratoriais estabelecidos por programa realizado *Número total de doentes* × 100	90
Impressão de diagnóstico.	Número de doentes com um diagnóstico correto *Número total de doentes* × 100	90
Diagnóstico precoce da neuropatia diabética	Número de doentes com um diagnóstico atempado de neuropatia diabética *Total de doentes* × 100	90
Indicações médicas.	Número de doentes com indicações médicas adequadas indicações médicas adequadas × 100 *Total de doentes*	100
Pensamento ou julgamento médico sobre o risco de neuropatia diabética.	Número de doentes com recomendações para modificar os factores de risco da neuropatia dial *Total de doentes* × 100	'100

De tal forma que:

J A frequência das consultas e das parcelas de doentes diabéticos foi considerada adequada quando foram registadas na história clínica duas consultas e uma parcela por ano.

J Uma anamnese adequada foi considerada adequada quando a história clínica incluía os antecedentes patológicos pessoais e familiares, os sintomas gerais e relacionados com o dispositivo referidos pelo doente, a presença de sintomas relacionados com as diferentes formas de apresentação da neuropatia diabética e o tempo de evolução desses sintomas.

J Considera-se que foi efectuado um exame físico completo e correto quando este abrangeu o exame físico geral, regional e do aparelho e quando foram utilizadas as quatro técnicas básicas durante o exame clínico inspeção, palpação, auscultação e percussão em cada um dos sistemas, de forma a reconhecer a existência ou não de alterações físicas ou sinais da doença; Utilizou-se também o esfigmomanómetro para medir a pressão arterial, e outros aparelhos como o diapasão de 128 Hz e o martelo para o exame neurológico do doente, com destaque para a sensibilidade superficial e profunda, os reflexos osteotendinosos, o trofismo dos membros inferiores e a presença ou não de lesões, úlceras ou deformidades nos pés.

J Os exames laboratoriais indicados foram considerados conformes ao programa quando eram indicados pelo menos duas vezes por ano e incluíam, no mínimo, glicemia, colesterol total e triglicéridos.

J Considerou-se que um diagnóstico correto de neuropatia diabética estava estabelecido quando estava relacionado com a informação obtida na anamnese, no exame físico geral, regional e do aparelho, bem como na interpretação correcta dos testes laboratoriais indicados.

J Considerou-se que foi efectuado um diagnóstico atempado de neuropatia diabética quando o tempo decorrido entre o início dos sintomas e o diagnóstico inicial foi inferior a 4 meses.

J As indicações médicas foram consideradas adequadas quando correspondiam ao diagnóstico estabelecido e ao tipo de neuropatia presente no doente, com especial destaque para as directrizes de tratamento farmacológico e não farmacológico.

J Considerou-se que estava estabelecido um parecer médico adequado sobre o risco de neuropatia diabética quando as recomendações para a modificação dos factores de risco de neuropatia em cada doente estavam registadas no processo clínico individual.

Variáveis referentes aos profissionais de saúde.

12. Especialização: de acordo com o grau de especialização atingido pelo médico e os estudos que está a realizar. Com base na informação recolhida no questionário (Anexo 4), foram definidas:

- R1: Residente do primeiro ano em Medicina Geral e Familiar.
- R2: Residente do segundo ano em Medicina Geral e Familiar.
- R3: Residente do terceiro ano em Medicina Geral e Familiar.
- E: Especialista em Medicina Geral e Integral.

13. Cursos de pós-graduação recebidos relacionados com a neuropatia diabética: de acordo com o que o profissional referiu no questionário (Anexo 4), foram estabelecidas duas categorias:

- Sim: quando o profissional informou ter recebido um ou mais cursos de pós-graduação sobre o tema nos últimos cinco anos.
- Não: caso contrário.

14. Conhecimento de um instrumento ou ferramenta utilizado para avaliar a presença de neuropatia diabética: tal como referido pelo médico no questionário (Anexo 4), foram estabelecidas duas categorias:
- Sim: quando o médico assinalou corretamente um ou mais instrumentos para avaliar a presença de neuropatia diabética.
- Não: caso contrário.

15. Necessidades de conhecimento: referiu-se ao conhecimento exigido pelos médicos sobre Neuropatia Diabética aquando da aplicação do questionário (Anexo 4). Para a avaliação quantitativa do questionário por núcleos temáticos e de forma geral, foi utilizada uma chave de classificação (Anexo 5), onde foram definidas as seguintes categorias:

Avaliação por núcleos temáticos com base num total de 20 pontos:

Necessidades de conhecimentos reduzidas:	18 a 20 pontos.
Necessidades médias de conhecimentos:	14 a 17 pontos.
Necessidades elevadas de conhecimentos:	Menos de 14 pontos.

Avaliação global com base num total de 100 pontos:

Necessidades de conhecimentos reduzidas:	90 a 100 pontos.
Necessidades médias de conhecimentos:	70 a 89 pontos.
Necessidades elevadas de conhecimentos	Menos de 70 pontos.

aspectos éticos.

A equipa de investigação foi responsável por explicar os objectivos do estudo a cada um dos participantes. Foram informados de que as informações recolhidas eram confidenciais e para fins científicos, de investigação e de formação, sem violar nenhum dos princípios éticos estabelecidos, tendo sido arquivadas para garantir a sua segurança. Além disso, foi esclarecido que a identidade de cada participante seria preservada e que o questionário aos profissionais seria anónimo. Foi respeitada a decisão individual dos profissionais de não colaborar com a investigação, para o que foi tido em conta o modelo de consentimento informado (Anexo 1A), e foi efectuado um pedido de autorização à direção da entidade para o desenvolvimento da investigação (Anexo 1B).

Análise estatística.

Os dados foram armazenados no sistema de base de dados geral Microsoft Excel para facilitar a sua análise. Posteriormente, o tratamento estatístico foi efectuado com recurso ao SPSS ("Statistical Package for Social Sciences") versão 22 para Windows. A informação resultante foi apresentada em tabelas de frequências onde foram utilizadas estatísticas descritivas como frequências absolutas e percentagens. O teste de independência baseado na distribuição do Qui-quadrado foi aplicado para avaliar a possível associação entre duas variáveis qualitativas. ^{2}Como resultado, foi apresentado o valor da sua estatística (X), bem como a significância a ela associada (p).

Teste de hipóteses:

H_0: Não existe associação entre as variáveis.

H_1: Existe uma associação entre as variáveis.

A significância estatística foi interpretada de acordo com os seguintes critérios:

- Se $p > 0,05$ Não existe associação significativa entre as variáveis.
- Se $p \leq 0,05$, existe uma associação significativa entre as variáveis.

Foi fixado um nível de fiabilidade de 95%.

Os resultados obtidos com o tratamento estatístico e a síntese foram utilizados para criar tabelas e gráficos para melhor análise e compreensão.

5 RESULTADOS

A distribuição dos doentes de acordo com a idade e o tipo de neuropatia (Tabela 1), mostrou um predomínio da polineuropatia simétrica e distal para 50,0%; principalmente na faixa etária dos 70 anos e mais com 25,9%. Seguiu-se, em termos de frequência, a neuropatia mista, com um total de 11 doentes, representando 20,4%, sendo a maioria dos doentes com mais de 70 anos de idade (11,1%). Observou-se uma menor prevalência de neuropatia autonómica cardiovascular (12,9%), gastrointestinal (9,2%) e genitourinária (7,4%).

Na distribuição dos doentes do grupo de estudo segundo o sexo e a cor da pele (Tabela 2 e 3, respetivamente), verificou-se um predomínio do sexo feminino com uma representação de 33 doentes para 61,1%, dos quais 31,5% apresentavam neuropatia simétrica e distal, sendo este tipo de neuropatia o mais frequente no sexo feminino, bem como no sexo masculino com 18,5% em relação ao total. Relativamente à cor da pele, os doentes de raça branca representaram 75,9%.

Em relação ao tabagismo (Tabela 4), verificou-se que todas as formas de neuropatia incluídas no estudo foram mais frequentes nos fumadores activos (48,1%) do que nos não fumadores (16,6%). O número de doentes ex-fumadores que desenvolveram alguma forma de neuropatia foi também significativo, 20,4% do total (11 doentes).

Relativamente à ingestão de bebidas alcoólicas, 53,7% da amostra consumiu bebidas alcoólicas, das quais 16 desenvolveram polineuropatia simétrica distal para 29,6% do total de doentes incluídos no estudo. No entanto, foi evidente que no caso das neuropatias autonómicas (Cardiovasculares 7,4%, Gastrointestinais e Geniturinárias ambas com uma representatividade de 3,7%) e mistas (11,1%) houve um predomínio em doentes sem história de consumo de bebidas alcoólicas. (Tabela 5)

A distribuição quanto ao tipo de diabetes e ao tipo de neuropatia (Tabela 6) mostrou que os pacientes com diabetes mellitus tipo 2 desenvolveram em maior proporção alguma forma desta complicação, representando 87,0% do total de casos, destacando-se o número de pacientes com polineuropatia simétrica e distal com 46,3%, seguida por ordem de freqüência pela neuropatia mista com 18,5% neste grupo de pacientes; Nos doentes com diabetes mellitus tipo 1, houve igual número de doentes com polineuropatia simétrica e distal e neuropatia autonómica do tipo cardiovascular com dois casos respetivamente, o que constituiu 3,7%.

Considerando a evolução do diabetes mellitus (Tabela 7), o maior número de pacientes com alguma forma de neuropatia diabética foi encontrado na faixa de 10-15 anos de evolução do diabetes mellitus com 40,7% (22 pacientes). Seguiram-se os doentes com mais de 15 anos de evolução da diabetes mellitus (27,8%) onde o tipo de neuropatia predominante foi a polineuropatia simétrica e distal com nove doentes (16,6%). Em terceiro lugar, os doentes com uma evolução da sua doença entre 5 e 10 anos (16,6%) e, por último, os que tinham uma evolução inferior a cinco anos (14,8%).

A Tabela 8 resume a distribuição dos doentes de acordo com as comorbilidades e o tipo de neuropatia, onde se pode verificar que 40,7% apresentavam hipertensão arterial, seguidos de 11 doentes com cardiopatia isquémica, representando 20,4%, e

16,6% com dislipidemia.

Ao analisarmos o controlo metabólico, podemos concluir, através dos resultados da investigação, que a maioria dos doentes que desenvolveram algum tipo de neuropatia apresentava um mau controlo metabólico (40,7%), seguindo-se, por ordem, os que tinham um controlo aceitável (35,1%). Os doentes com mau controlo metabólico apresentavam sobretudo polineuropatia simétrica e distal com 20,4% (11 doentes) como se pode ver na tabela 9.

No que diz respeito à qualidade adequada do acompanhamento e controlo dos doentes diabéticos, verificou-se que nenhum dos indicadores analisados pontuou de acordo com o padrão pré-estabelecido, sendo as pontuações mais críticas, por ordem, o diagnóstico atempado da neuropatia diabética (33,0%), a frequência de consultas e de consultas médicas (46,2%), o estabelecimento de uma impressão diagnóstica correcta em cada caso (49,1%) e o exame físico adequado dos doentes (51,0%), como se pode observar na Tabela 10.

A distribuição dos profissionais de saúde de acordo com o grau de especialização mostrou que, dos 35 médicos que participaram da pesquisa, dez (28,6%) eram residentes do primeiro ano, sete (20,0%) do segundo ano, cinco (14,3%) do terceiro ano e treze especialistas em Medicina Geral e Integral, estes últimos predominando com 37,1%, conforme mostra o Gráfico 1.

100% dos profissionais referiram não ter frequentado cursos de pós-graduação relacionados com o tema Neuropatia Diabética nos últimos cinco anos e nenhum deles conhecia os instrumentos que podem ser utilizados para avaliar a presença desta complicação.

Relativamente à avaliação final segundo o nível de especialização (Tabela 11), os resultados mostram que, de um modo geral, os profissionais de saúde necessitam de ser informados sobre a Neuropatia Diabética. 65,7% dos profissionais têm uma elevada necessidade de conhecimentos sobre esta complicação neuropática. Os residentes do segundo ano obtiveram os piores resultados, com 71,4% a apresentarem uma elevada necessidade de conhecimento, seguidos, por ordem, dos residentes do primeiro ano com 70,0%, dos especialistas em Medicina Geral e Familiar com 61,5% e, finalmente, dos residentes do terceiro ano com 60,0%. De acordo com os resultados estatísticos, não existe uma associação significativa entre o conhecimento e o tipo de profissional (p=0,9970), o que reflecte que existe uma necessidade de aprendizagem sobre este tema independentemente do grau de especialização dos médicos.

Ao analisar o grau de conhecimento geral por área temática avaliado por todos os médicos que participaram do estudo (Tabela 12), verificou-se que as maiores dificuldades estavam no conhecimento do Diagnóstico (77,1%). Na área de Generalidades, 74,3% apresentaram uma elevada necessidade expressa de conhecimentos. De igual modo, na Afetação por Sistemas, embora com uma percentagem mais baixa (71,4%), verificou-se que os resultados obtidos foram desfavoráveis. No que respeita às Manifestações Clínicas e ao Tratamento, ambos com 62,9%, também não se obtiveram resultados satisfatórios, embora um maior número de profissionais tenha obtido melhores pontuações neste domínio do que nos restantes. Os testes de hipóteses não mostraram diferenças significativas entre as necessidades de conhecimento destes profissionais e os conteúdos abordados em cada uma das áreas temáticas do questionário (p=0,8705), o que é uma clara evidência de que os médicos estão insuficientemente preparados em todas as áreas relacionadas com esta complicação da diabetes mellitus.

Ao abordar as necessidades de conhecimento dos especialistas em Medicina Geral e Integral em relação à neuropatia diabética (Tabela 13), por aspeto avaliado, observou-se que em todos os aspectos obtiveram resultados muito desfavoráveis. As maiores dificuldades estiveram relacionadas com os aspectos gerais e com o diagnóstico da neuropatia diabética, pelo que em ambos 76,9% apresentaram uma elevada necessidade de informação sobre este tema. Em nove especialistas (69,2%) existia uma elevada necessidade de conhecimentos sobre as Manifestações Clínicas da Neuropatia Diabética. Também se verificou um deficiente domínio dos Sistemas de Afecções e Tratamento, ambos com 61,5%. O teste de hipótese neste caso mostrou que não houve diferenças significativas (p=0,9599), demonstrando assim que existe uma grande carência de conhecimentos sobre esta complicação crónica da diabetes nestes especialistas independentemente dos conteúdos abordados em cada núcleo temático em relação à neuropatia diabética.

As necessidades de conhecimento dos Residentes do Primeiro Ano, por aspeto avaliado, são apresentadas na tabela 14. Em oito dos dez residentes do primeiro ano, foram diagnosticadas necessidades elevadas de conhecimentos relacionados com o diagnóstico. 70,0% também responderam incorretamente sobre os aspectos gerais desta complicação, envolvimento sistémico e tratamento. Enquanto seis tiveram dificuldades quanto às manifestações clínicas que podem ocorrer na neuropatia diabética. O teste de hipótese não apresentou diferenças significativas (p=0,7513), demonstrando assim que há um fraco domínio dos conteúdos abordados em cada um dos núcleos temáticos.

No que respeita às necessidades de conhecimento dos Residentes do 2º ano por aspeto avaliado (Tabela 15), os piores resultados relacionam-se em igual medida com a Afetação por Sistemas e no Diagnóstico da Neuropatia Diabética, ambos os temas com percentagens iguais (85,7%), seguidos do conhecimento das Generalidades desta complicação (71,4%). Um fraco domínio das Manifestações Clínicas e Tratamento foi também encontrado em quatro residentes do segundo ano (57,1%). O teste de hipótese sobre estes aspectos mostrou que não houve diferenças significativas (p=0,8867), demonstrando assim que existe um grande desconhecimento sobre a neuropatia diabética independentemente das secções avaliadas em cada eixo temático.

Em relação aos Residentes do Terceiro Ano, pudemos constatar que as maiores dificuldades se refletiram nos núcleos temáticos que tratam das generalidades e afetação por sistemas na neuropatia diabética em quatro dos cinco residentes (80,0%). Nos demais tópicos avaliados, também não foram obtidos resultados satisfatórios, os quais evidenciaram alta necessidade de conhecimento em três residentes, nos aspectos que tratam das Manifestações Clínicas, Diagnóstico e Tratamento para 60,0% cada, como mostra a Tabela 16. O teste de hipótese sobre esses aspectos mostrou que não há diferenças significativas (p=0,8240) em relação à hipótese teórica, demonstrando, assim, que há uma grande carência de conhecimento sobre neuropatia diabética nesse grupo de médicos e que os aspectos abordados em cada núcleo temático não influenciam nos resultados alcançados por esses profissionais.

6 DISCUSSÃO

A neuropatia diabética é um importante problema de saúde a nível mundial e a principal complicação da diabetes. Assim, melhorar a qualidade dos cuidados prestados aos doentes diabéticos a todos os níveis representa um desafio e uma oportunidade para reduzir os custos directos e indirectos da doença e, por sua vez, melhorar a qualidade de vida dos doentes. [(56)]

No presente estudo, verificou-se um predomínio da polineuropatia simétrica e distal, significativamente mais elevada nas mulheres do que nos homens, bem como um aumento da neuropatia com a idade, com uma maior frequência desta complicação nos doentes com 70 anos ou mais. [(39)]Estes resultados estão de acordo com os relatados pela Dra. Vintimilla Molina e seus colaboradores numa intervenção realizada no Equador, onde a frequência também é maior nas mulheres (49,3%), e também estabelece que o aumento desta complicação é diretamente proporcional à idade dos pacientes. [(49)]Concordamos também com o Dr. Flores-Cuevas que apoia a predominância do sexo feminino com esta complicação e considera a neuropatia simétrica e distal como a principal forma clínica em relação à neuropatia autonómica que constitui apenas 22,0% da amostra estudada nesta investigação. [(19)]No entanto, discordamos de Di Lorenzi que afirma em seu estudo que não há diferenças entre os sexos no desenvolvimento da neuropatia como complicação do diabetes mellitus. [(18)(19)]Em relação ao tabagismo, concordamos com os resultados apresentados noutros estudos, como o do Dr. Chaviano Belette e Di Lorenzi, que reconhecem os hábitos tóxicos como factores de risco muito importantes no desenvolvimento da neuropatia, especialmente o tabagismo, que é considerado como tendo um efeito oxidativo nas células e nas fibras nervosas, um pilar essencial na patogénese desta complicação neuropática.

[(57)]No que diz respeito às comorbilidades mais frequentes nos pacientes do estudo, os nossos resultados são semelhantes aos relatados pela Dra. Aguillón de Ramírez no seu artigo, onde afirma que a hipertensão arterial, as dislipidemias e a obesidade são as doenças mais frequentes nos pacientes da amostra da sua investigação.

[(20)]Ramírez-López salienta a importância do rastreio e do controlo das doenças crónicas nos doentes diabéticos, especialmente a hipertensão e a dislipidemia, uma vez que são factores de risco envolvidos no aparecimento da neuropatia.

Em relação ao tipo de diabetes, os pacientes com diabetes mellitus tipo 2 desenvolveram a maior prevalência desta complicação. [(19)]Resultados semelhantes foram encontrados no estudo de Di Lorenzi no Uruguai, que relatou uma prevalência de neuropatia de 34,6%, mais frequente na população com diabetes mellitus tipo 2, o que está intimamente relacionado com a evolução mais longa da doença, bem como com a idade avançada e a dislipidemia.

Em nosso estudo, a neuropatia predominou em pacientes com evolução do diabetes de 10 a 15 anos. O tempo de evolução é um dos fatores mais importantes para o desenvolvimento da neuropatia diabética; na maioria da literatura, sua presença tem sido relatada em mais de 10 anos de evolução do diabetes; porém, em nossa pesquisa concluímos que com menos de 10 anos de diagnóstico já existem sinais de neuropatia diabética. Além disso, podemos destacar que o maior número de pacientes com alguma variante de neuropatia foram aqueles com mau controle metabólico. [(55)]Os nossos resultados correspondem à incidência referida pela Dra. González García na sua investigação, onde mais de metade dos doentes com neuropatia diabética têm um mau controlo metabólico. [(51)]Da mesma forma, coincidem com os resultados da análise realizada pelo European Diabetes Prospective Complications Study (EURODIAB) em que se estabelece que a incidência cumulativa de neuropatia diabética está relacionada com um controlo glicémico inadequado e com a maior duração da Diabetes Mellitus. [(39)]Por outro lado, a Dra. Vintimilla Molina refere no seu estudo que a frequência da neuropatia periférica dos membros inferiores aumenta com a idade (quanto maior for a exposição à diabetes, maior é a probabilidade de neuropatia).

Infelizmente, a neuropatia diabética é diagnosticada em fases avançadas, o que se deve a vários factores, que vão desde o tempo limitado de consulta médica até à falta de conhecimento por parte dos profissionais para fazer um diagnóstico atempado. O diagnóstico precoce no primeiro nível de cuidados, através do rastreio, pode reduzir significativamente as complicações e o risco de incapacidade, proporcionando assim uma melhor qualidade de vida ao doente. Por conseguinte, é essencial que o médico de família tenha os conhecimentos, as competências e as capacidades necessárias para efetuar o diagnóstico. [(58)]

A nível internacional, reconhece-se cada vez mais a importância da avaliação de programas específicos para medir a eficácia, a efetividade, a utilidade, a eficiência e a segurança, bem como o custo-benefício de uma tecnologia ou de um serviço de saúde novo ou melhorado, e o impacto implícito na qualidade dos serviços, na satisfação e no bem-estar de utilizadores cada vez mais informados, que exigem melhores resultados. [(59)]

A avaliação servirá também para tomar decisões sobre o programa à medida que este se desenvolve "feed back", como um sistema de controlo de qualidade face ao utilizador; neste caso, o grupo populacional sobre o qual se procura ter impacto, e é um instrumento útil que permite mudanças ou ajustamentos nas políticas de implementação dos programas. [(59,60)]

A avaliação da componente de processo neste estudo mostrou que nenhum dos indicadores analisados pontuou de acordo com o padrão pré-estabelecido. [(61)]Encontrámos resultados semelhantes no estudo realizado na policlínica "Hermanos Cruz" em Havana, onde o Dr. Casanova Moreno, demonstra que existem dificuldades no cumprimento do programa de educação para a diabetes em idosos na área de saúde estudada.

[(59)]García Barrón na sua avaliação da eficiência técnica do programa de diabetes em unidades de San Luis de Potosí, México, relativamente à classificação do indicador de processo com resultados inadequados em 73,9%, pois a variável que se refere ao registo de exames laboratoriais no processo clínico obteve 65,4% como inadequado, e em menos de 50,0% dos registos foi realizado um exame físico completo dos pacientes e não foi estabelecida uma impressão diagnóstica adequada. Salienta ainda que outras deficiências identificadas assentam no atendimento ao doente em consultas breves, em que o médico por vezes não dá indicações precisas que o doente deve cumprir para aderir ao tratamento; falta de recursos para a monitorização e controlo da doença; falta de equipamento necessário para a realização de testes de hemoglobina glicosilada ao primeiro nível; elementos que favorecem a deserção e insatisfação das pessoas com diabetes, o que se reflecte no aumento sustentado da morbilidade e mortalidade por esta patologia e suas complicações. (59)

Na pesquisa efectuada sobre os cursos de pós-graduação recebidos sobre o tema da neuropatia diabética nos últimos cinco anos, os resultados obtidos indicaram que este tema tinha pouca prioridade nos planos de formação contínua do departamento de ensino da Policlínica Manuel Piti Fajardo, em Santo Domingo, e que havia pouca participação dos profissionais nestes cursos.

As pós-graduações revestem-se de uma importância fundamental, uma vez que proporcionam uma formação de base e especializada aos diplomados universitários. (62)

Relativamente ao conhecimento dos instrumentos que podem ser utilizados para avaliar a sintomatologia neuropática em doentes com diabetes, os médicos da amostra desconheciam-nos totalmente. (63) Concordamos com o Dr. Valero que, num estudo realizado em Maracaibo, Venezuela, afirma que os instrumentos validados para a deteção da neuropatia diabética são desconhecidos por grande parte dos médicos, o que contribui para atrasar o diagnóstico correto e o tratamento adequado, pilares essenciais no controlo da neuropatia diabética. (49) Este é um aspeto em que concordamos com a Dra. Flores-Cuevas, que reconhece que a falta de informação do pessoal de saúde sobre estes procedimentos e a importância de os realizar aumenta o grau de subdiagnóstico da complicação. (64)Da mesma forma, no estudo efectuado pelo Dr. Guzmán-Herrera , ao mencionar um questionário validado e padronizado para ser utilizado no diagnóstico e acompanhamento da neuropatia periférica diabética, 90,3% da população total referiu não conhecer nenhum, enquanto 9,7% referiu conhecer o instrumento conhecido como Teste de Michigan.

Existem atualmente múltiplas ferramentas que contribuem para o diagnóstico da neuropatia diabética, embora o diagnóstico seja basicamente clínico e não haja necessidade de realizar estudos electrofisiológicos por eletromiografia e/ou velocidade de condução nervosa, quando a história e os achados físicos são consistentes com o diagnóstico de neuropatia diabética dolorosa. (49)

Como qualquer ferramenta, estes critérios não substituem o julgamento clínico, mas servem como um guia para a identificação de sinais e sintomas neuropáticos. Daí a necessidade de os nossos clínicos estarem familiarizados com eles. No entanto, não existe um instrumento único que possa avaliar de forma exaustiva a vasta gama de sintomas. A utilização combinada de diferentes instrumentos, juntamente com um interrogatório exaustivo e um exame físico adequado, estruturado e integrado, no âmbito de uma avaliação global do doente, permite efetuar um diagnóstico precoce e, consequentemente, reduzir a progressão da evolução das diferentes formas de neuropatia.

A literatura relacionada com a avaliação dos conhecimentos sobre a neuropatia diabética é abundante no que respeita ao doente; no entanto, é escassa no que respeita ao pessoal médico. Poucos estudos descrevem a avaliação do conhecimento da neuropatia diabética em médicos dos cuidados de saúde primários.

No sector da saúde, a identificação das necessidades de aprendizagem e a procura de novas formas de formação do pessoal é uma das bases fundamentais para a prestação de serviços adequados às necessidades da população. Dado o grande número de trabalhadores do sistema de saúde no país, é necessário desenvolver a formação contínua, que começa com a existência de um problema ou situação real que leva à identificação das necessidades de aprendizagem que geram as soluções correspondentes. [(56,65)]

A identificação por núcleos temáticos das necessidades de conhecimento expressas pelos profissionais permite obter informações mais pormenorizadas sobre a situação e fornece os elementos a ter em conta na conceção de cursos ou programas de desenvolvimento profissional. [(65)]

Os dois primeiros núcleos temáticos tratados na nossa investigação foram as Generalidades da Neuropatia Diabética e as Manifestações Clínicas, tendo em ambos sido obtidos resultados desfavoráveis. Essa é uma situação preocupante se levarmos em conta que esses elementos constituem pedras fundamentais para o médico fazer um diagnóstico adequado e propor uma terapêutica de acordo com o diagnóstico. Entre os profissionais que participaram do estudo, observamos uma alta necessidade de conhecimento tanto entre os especialistas quanto entre os residentes. Por outro lado, a baixa identificação do principal fator de risco (hiperglicemia prolongada) nos permite inferir a baixa suspeição dos médicos para o diagnóstico precoce da neuropatia diabética. [(58)]Concordamos com o estudo realizado pela Dr.ª Trinidad Escobar com os médicos do Ambulatório de Medicina Familiar da UMF 11 sobre o diagnóstico da neuropatia diabética em Tapachula, Chiapas, que também reflecte a falta de formação nesta área.

Outra das áreas nucleares abordadas, onde se verificou um grande desconhecimento, foi a que trata do Afeto Sistémico da neuropatia diabética, uma questão central, pois embora a polineuropatia simétrica e distal seja a principal forma de apresentação desta complicação, as manifestações autonómicas (gastrointestinais, genitourinárias e cardiovasculares) ocorrem num número considerável de doentes e, se não forem identificadas, estão associadas a elevada morbilidade, mortalidade e baixa adesão ao tratamento.

O diagnóstico da neuropatia diabética foi a quarta área nuclear avaliada no nosso estudo, onde se obtiveram os piores resultados e onde foi evidente um fraco domínio por parte dos profissionais. O conhecimento deste tema é de vital importância e deve estar presente em todos os médicos quando fazem um diagnóstico nosológico, de forma a realizá-lo corretamente de acordo com a condição existente.

As maiores dificuldades relacionaram-se com o conhecimento das técnicas de exame físico que permitem a deteção da neuropatia, bem como a mais-valia que os profissionais atribuem aos estudos electrofisiológicos e imagiológicos para o diagnóstico desta complicação, sendo o exame clínico insubstituível para a identificação precoce dos sinais neuropáticos.
[58]Em relação aos elementos acima indicados em correspondência com o que foi avaliado neste estudo, concordamos com o Dr. Trinidad Escobar , pois na sua investigação destaca a falta de preparação dos médicos em termos de envolvimento neuropático do sistema parassimpático, bem como nos aspectos fundamentais para a deteção e utilização do método clínico como principal arma para fazer um diagnóstico atempado deste envolvimento.
O quinto núcleo temático avaliado na investigação foi o Tratamento da Neuropatia Diabética. O autor considera este um dos núcleos mais importantes devido às implicações que a escolha adequada da terapêutica tem para a saúde e qualidade de vida dos doentes. É importante ressaltar que a prescrição inadequada é uma importante fonte de morbidade e mortalidade e é passível de prevenção.
No que diz respeito ao tratamento de primeira linha, apercebemo-nos de que esta é talvez uma das respostas mais díspares do nosso questionário, apesar de estar bem estabelecido há muito tempo que o tratamento de primeira linha para a neuropatia diabética são os antidepressivos tricíclicos, os inibidores selectivos da recaptação da noradrenalina e da serotonina e os bloqueadores dos canais de cálcio α2y (pregabalina). [58]A este respeito, estes resultados correspondem à investigação da Dra. Trinidad Escobar, que salienta que, entre os médicos inquiridos, um grande grupo considera que os anticonvulsivantes são os anticonvulsivantes de eleição para o tratamento da dor, apesar de serem considerados pelas directrizes internacionais como a terceira linha de tratamento, o que revela a falta de informação correcta numa proporção significativa de médicos da amostra deste estudo.
[58]No entanto, é de salientar que no nosso estudo, tal como no estudo realizado em Tapachula, Chiapas , esta falta de informação é mais acentuada nos médicos residentes, enquanto a maioria dos médicos especialistas responde com uma maior percentagem de respostas correctas. [64]A este respeito, concordamos com o Dr. Guzmán-Herrera na sua investigação numa Unidade de Medicina Familiar, que considera que o uso indevido de fármacos no tratamento da dor neuropática se deve em grande parte à falta de conhecimento dos fármacos de eleição ou de primeira linha, bem como das doses correctas.
Na avaliação final por grau de especialização, não se registaram variações significativas nos resultados entre residentes e especialistas, o que indica um desconhecimento igual entre todos os médicos do estudo, independentemente do seu grau de especialização.
No nosso estudo, a maior percentagem de profissionais apresentou necessidades de aprendizagem elevadas, pelo que os seus conhecimentos sobre o tema em questão foram considerados insatisfatórios. [59]García Barrón que refere que atualmente ainda

existem grandes deficiências na oferta de cuidados de qualidade na gestão ambulatória da diabetes mellitus devido a deficiências na formação dos médicos em cuidados ambulatórios e à ausência de uma abordagem multidisciplinar na gestão das suas complicações.

Apesar de não existirem estudos suficientes que avaliem o nível de informação dos profissionais de saúde e que permitam fundamentar a necessidade de conhecimento sobre este tema entre os médicos dos cuidados de saúde primários, o conhecimento da neuropatia diabética é uma tarefa obrigatória para os médicos, pois dele depende a identificação adequada dos sintomas, o estabelecimento de um diagnóstico atempado e, consequentemente, a orientação de uma terapêutica eficaz para os doentes que desenvolvem esta complicação da diabetes mellitus.

Embora as instituições de ensino tenham feito progressos significativos na formação dos profissionais de saúde, no caso dos cuidados primários, ainda existem insuficiências nos conhecimentos e nas competências necessárias para responder às exigências da população. É essencial que os prestadores de cuidados a este nível desenvolvam competências como a capacidade de trabalho em equipa, a comunicação e uma abordagem global e comunitária dos cuidados, a fim de enfrentar e resolver os problemas de saúde no âmbito das suas competências. [56]

É amplamente aceite que a educação médica contínua é essencial para permitir que os profissionais de saúde continuem a adquirir novas competências e conhecimentos médicos após a conclusão da sua formação formal. Em muitos países, a educação médica contínua foi tornada obrigatória para a prática contínua dos cuidados de saúde e inclui reuniões, cursos e workshops, clubes de revistas especializadas, sessões anatomoclínicas e auto-estudo através de materiais impressos ou baseados na Internet. [66]

Por conseguinte, é necessário que todas as instituições de ensino da saúde concentrem mais esforços na formação dos médicos de cuidados primários sobre as particularidades da neuropatia diabética. A formação representa, por si só, o recurso mais importante de que estas instituições dispõem para a educação e atualização dos seus profissionais. [67]

Os resultados desta investigação fornecem elementos para que os gestores, os profissionais de saúde em particular e as agências e organizações envolvidas na saúde da população tomem as medidas necessárias para erradicar as deficiências detectadas.

Por outro lado, seria muito útil, especialmente para os cuidados de saúde primários, alargar a metodologia utilizada nesta investigação para identificar o impacto do programa de educação para a diabetes noutras áreas do município e da província, bem como as deficiências na sua implementação que dificultam a qualidade dos cuidados prestados aos doentes diabéticos e que, por sua vez, complicam o diagnóstico adequado e o tratamento atempado da neuropatia diabética.

O autor considera que este estudo reforça e pode ser a base para o estabelecimento de programas de deteção precoce da neuropatia diabética na nossa entidade. É imperativo desenvolver estratégias de formação e melhoria nos cuidados de saúde primários como uma alternativa viável para lidar com a neuropatia diabética como um problema de saúde pública, com base na incorporação de profissionais que contribuam para a melhoria dos cuidados com uma visão abrangente que nos permita abordar os aspectos físicos, psicológicos, económicos e socioculturais que têm uma influência decisiva no controlo desta complicação crónica da diabetes mellitus.

7 CONCLUSÕES

Uma abordagem adequada da neuropatia diabética é uma necessidade de aprendizagem oculta para os médicos da policlínica Manuel Piti Fajardo, e vai além de ser uma necessidade individual para se tornar uma necessidade administrativa e social, uma vez que tem um impacto negativo nos cuidados integrais dos doentes diabéticos. Isto resulta numa diminuição da deteção atempada da diabetes, em grande parte devido ao facto de os doentes diabéticos não serem seguidos com a qualidade e frequência de consultas estabelecidas pelo programa. Por esta razão, a área da saúde de Santo Domingo requer a conceção imediata de um programa de desenvolvimento profissional sobre neuropatia diabética e a inclusão de todos os profissionais médicos, independentemente do seu grau de especialização, a fim de aumentar a sua competência, formação e nível de conhecimento sobre os aspectos fundamentais relacionados com o diagnóstico e tratamento desta complicação da diabetes mellitus.

8 RECOMENDAÇÕES

J Alargar o estudo às restantes zonas de saúde do município.

J Conceber um programa de desenvolvimento profissional para reforçar a competência e o nível de conhecimentos do pessoal médico nos cuidados de saúde primários, abordando elementos fundamentais para o diagnóstico precoce e o tratamento atempado da neuropatia diabética.

9 REFERÊNCIAS BIBLIOGRÁFICAS

1- Naranjo Hernández Y. Diabetes mellitus: um desafio para a saúde pública. Faculdade de Ciências Médicas "Faustino Pérez Hernández". Sancti Spíritus, Cuba. Revista Cubana de Enfermagem 2016; 32(1). Disponível em: http://scielo.sld.cu

2- Relatório Mundial sobre a Diabetes. Organização Mundial da Saúde 2016 WHO/NMH/NVI/16.3. Disponível em: www.who.int/diabetes/global-report.

3- Mendoza Romo MA, Padrón Salas A, Cossío Torres PE, Soria Orozco M. Global prevalence of type II diabetes mellitus and its relationship with the human development index. Revista Pan-Americana de Saúde Pública. 2018; 41: e103. doi: 10.26633/RPSP.2018.103.

4- Agreda JJO, Molina JRV, Pérez CDRP (2022). Análise da neuropatia periférica diabética no diabetes mellitus tipo 2 na América Latina e no mundo. Mediciencias UTA, 6(2), 42-59 Disponível em: http ://revistas.uta. edu. ec

5- Atlas da Diabetes da IDF. Nona edição 2019. atlas@idf. org Disponível em: www.diabetesatlas.org

6- Estimativas Globais de Saúde 2016: Mortes por Causa, Idade, Sexo, por País e por Região, 2000-2016. Genebra, Organização Mundial da Saúde; 2018. Disponível em: https://www.who.int/healthinfo/global burden disease/GHE2016

7- Pérez Jiménez D, Gámez Sánchez D. Situação atual da Mortalidade por Diabetes Mellitus no mundo e em Cuba. Convenção Internacional de Saúde, Cuba Salud 2018. Disponível em: https://www.researchgate.net/publication/333308950

8- National Diabetes Statistics Report 2020: Estimativas da diabetes e dos seus encargos nos Estados Unidos.
Disponível em: https ://www.cdc.gov/diabetes/data/statistics/statistics-report.html

9- Directrizes da ALAD sobre o diagnóstico, gestão e tratamento da diabetes mellitus tipo 2 com medicina baseada em evidências Edição de 2019. ISSN: 22486518

10- Relatório de Diabetes Mellitus. Centro Estadual de Vigilância Epidemiológica e Controle de Doenças da CEVECE. 2019.

11- Kojdamanian Favetto V. (2022). Diretriz NICE 2022: atualização sobre a gestão da diabetes mellitus tipo 2 em adultos. Evidence, Update In Ambulatory Practice, 25(2), e007015.
Disponível em: https://doi.org/10.51987/evidencia.v25i3.7015

12- Cuba. Centro Nacional de Informação de Ciências Médicas. Biblioteca Nacional de Medicina. Diabetes. Estatísticas mundiais. Factográfico salud [Internet]. Disponível em: http ://files.sld. cu/bmn/ files/2019/06/factográfico - de-s alud-j unio - 2019

13- Domínguez Arnold Y, Licea Puig ME, Hernández Rodríguez J. Algumas notas sobre a epidemiologia da diabetes mellitus tipo 1. Revista Cubana de Saúde Pública. 2018;44(3): e1127

14- Anuário Estatístico da Saúde 2020. Cuba (2021)
Disponível em: http://bvscuba. sld. cu/ anuario-estadistico-de-cuba

15- Relatório Anual sobre Doenças Crónicas. Departamento de Estatística Municipal de Santo Domingo. Villa Clara. 2020.

16- Rojas J, González R, Chávez M, Salazar J, Añez R, MD, Chacín M. Diabetes mellitus tipo 2, história natural da doença e a experiência do Centro de Investigaciones Endocrino Metabólicas "Dr. Félix Gómez". Diabetes Internacional. Volume V. N° 1. Ano 2013.
Disponível em: www.diabetesinternacional.com
https://www.researchgate.net/publication/263852357
17- Ortega Millán C. As outras complicações da diabetes mellitus. Prática da diabetes. Atualização e competências em Cuidados de Saúde Primários. 2014;05(03):97- 144.
18- Chaviano Belette E, Somano Reyes AJ, Chaviano Belette HP, Hernández Méndez JL, La Rosa Macías OC. Neuropatia diabética. Caracterização clínica e neurofisiológica em duas áreas de saúde de Santa Clara. Medicentro 2005;9(2) 2277-6400-1-PB
19- Di Lorenzi R, Bruno L, Garau M, Javiel G, Ruiz Diaz ME. Prevalência de neuropatia periférica em uma Unidade de Diabetes. DOI: 10.26445/05.02.3 ARTIGO ORIGINAL. Rev. urug. med. interna. ISSN: 2393-6797 - junho de 2020 N°2: 17-27
20- Ramírez-López P, Acevedo Giles O, González Pedraza Avilés A. Neuropatia diabética: frequência, factores de risco e qualidade de vida em pacientes de uma clínica de cuidados primários. Arquivos de Medicina Familiar. Vol.19 (4) 105-111. outubro-dezembro de 2018
21- Cañarte-Baque GC, Neira-Escobar LC, Gárate-Campoverde MB, Samaniego-León LD, Andrade-Ponce SS. Diabetes como uma condição grave com complicações típicas. Dom. Sci., ISSN: 2477-8818 Vol. 5, No.1., Jan, 2019, pp. 160-198.
Disponível em: http://dx.doi.org/10.23857/dom.cien.pocaip.2019.vol.5.n.1.160- 198
URL : http ://dominiodelasciencias .com/ojs/index. php/en/index
22- Hodelín Maynard EH, Maynard Bermúdez RE, Maynard Bermúdez GI, Hodelín Carballo H. Complicações crónicas da diabetes mellitus tipo II em adultos mais velhos. Revista de Informação Científica. Volume 97 No. 3 maio - junho de 2018. ISSN 1028-9933
23- Coletivo de Autores. Programa Nacional de Diabetes Mellitus. 1996
24- Barceló A, Karkashian CD, Duarte de Muñoz E. Atlas de Educação em Diabetes na América Latina e no Caribe: Inventário de Programas para pessoas com Diabetes Tipo 2. Divisão de Prevenção e Controlo de Doenças. Programa de Doenças Não Transmissíveis. Organização Pan-Americana da Saúde, 2002. ISBN 92 75 07390 2.
25- Sotolongo Acosta MM, Fernández Bereau VB, Ramos Reyes AT. Programa educativo para a prevenção e cuidado da diabetes mellitus em estudantes e trabalhadores da Universidade de Cienfuegos. Revista Conrado, 15(69), 19-25. Revista Pedagógica da Universidade de Cienfuegos. 2019. | ISSN: 1990-8644 Disponível em: http://conrado.ucf.edu.cu/index.php/conrado
26- Viteri Peñafiel DN, Lorenty Nolivos AA (2022). Neuropatia diabética. Uma revisão bibliográfica. Revista Multidisciplinar E-IDEA 4.0, 4(13), 92-101.
Disponível em: https://doi.org/10.53734/mj.vol4.id253
27- Sánchez Rivero Germán. História do diabetes. Gac Med Bol [Internet]. 2018

[citado 2022 Jul 23]; 30(2): 74-78. Disponível em:
http://www.scielo.org.bo/scielo.php?script=sci arttext&pid=S10122966200700 0200016&lng=en.

28- Hiriart M. A história natural do diabetes. Editora Huésped. Revista Ciencia. Vol 53. Num. 3 julho-setembro 2002.
Disponível em: www.revistaciencia.amc.edu.mx

29- Turnes Antonio L. Introdução à história do diabetes mellitus, desde a antiguidade até a era pré-insulina. Sindicato Médico del Uruguay. 2019. Disponível em:
https ://www. smu. org.uy/dpmc/hmed/history/articles/diabetes melli.pdf

30- López D. A journey through the sweet history of diabetes. Em Morales. J. (Ed) Diabetes 3rd Ed. Pachuca de Soto: Universidad Autónoma del Estado de Hidalgo. 2018. Disponível em:
https://repository. uaeh.edu.mx/bitstream/handle/123456789/11884

31- Guillén Núñez MDR, Araujo Navarrete ME, Duarte Vega M, Fonseca Soliz DI, Hernández Porras BC, Lara Solares A, Sánchez Mijangos JH (2023). Manejo racional das neuropatias diabéticas: consenso multidisciplinar de especialistas. Revista mexicana de anestesiología, 46(3), 184-190.
Disponível em: http://www.scielo.org.mx/scielo

32- Pérez Rodríguez A, Feria Pérez AC, Inclán Acosta A, Delgado Echezarreta J. Alguns aspectos actuais da polineuropatia diabética. MEDISAN [Internet]. 2022 Ago [citado 2022 Out 04]; 26(4): e3855.
Disponível em: http://scielo.sld.cu/scielo

33- Ministério da Saúde Pública. Guia de Prática Clínica (GPC) de Diabetes mellitus tipo 2. Primeira edição Quito: Dirección Nacional de Normatización; 2018. Disponível em: http://salud.gob.ec

34- Cedeño LA. Neuropatia diabética a partir de uma abordagem fisiopatológica atualizada. (2020) Disponível em: http://www.studo.com

35- Grupo de Trabalho da Diretriz de Prática Clínica sobre a Diabetes Tipo 2. Guia de Prática Clínica sobre Diabetes Tipo 2. Madrid: Plan Nacional para el SNS del MSC. Agência de Avaliação de Tecnologias Sanitárias do País Basco; 2008. Directrizes de Prática Clínica no SNS: OSTEBA N° 2006/08

36- Guia de atualização da diabetes. Definição, história natural e critérios de diagnóstico. 2018.

37- Standards of Care for Diabetes 2022 -ADA Guideline- La Escuelita Médica Disponível em
https://www.google.com/url?sa=t&source=web&rct=j&url=https://escuelitamed ica.com/2022/03/21/standards-of-diabetes-attention-2022-guideline

38- Um guia clínico para a diabetes tipo 2: Recomendações da rede GDPS. 2022 ISBN: 978-84-944007-6-6-6

39- Vintimilla Molina J, Vintimilla Márquez M, Ordóñez Chacha R, Martínez Santander C, Montero Galarza G, Fares Orego X. Neuropatia periférica dos membros inferiores em pacientes com diabetes mellitus tipo 2. Archivos Venezolanos de

Farmacología y Terapéutica. Volume 39, número 1, 2020. Disponível em: https://doi.org/10.5281/zenodo.4065015
40- Fonte G. Neuropatia diabética. Offprint 2018 - Vol. 26 No. 2
41- Soria Iñiguez AB (2021). Avanços no diagnóstico e manejo terapêutico da neuropatia periférica diabética. Disponível em: http://www.scielo.org.mx/scielo
42- Aguilar-Rebolledo F. Guia clínico "Neuropatia Diabética" para médicos. Plasticidade e Restauração Neurológica. Vol. 4 Nos. 1-2 janeiro-junho, julho-dezembro 2005
43- Claudia Yáñez G. Enfrentando a neuropatia periférica diabética na APS. 2020. Disponível em: http://scielo.sld.cu
44- Aguilar-Rebolledo F. Neuropatia diabética. Aspectos práticos, diagnóstico, terapêutica e medidas profilácticas. 2019.ISBN 978--607--7504--56-6
45- Ibarra Fernández R. (2022). Neuropatia diabética: diagnóstico e tratamento. Disponível em: http://scielo.sld.cu
46- Rodríguez Arias OD, Rodríguez Almaguer F, Moreno Villalón MC, Reyes KL. Exame físico em consultas integrais de diabetes mellitus. Revista Cubana de Endocrinología 2013;24(2):188-199. Disponível em: http://scielo.sld.cu
47- Quiñonez-Bastidas GN. Neuropatia periférica diabética dolorosa e seu diagnóstico: uma visão geral. Rev Med UAS. 2023;13(2):130-131. Disponível em: http://hospital.uas.edu.mx
48- Paredes EPM, Orantes LDC, Guerra JFE, Tanta JI (2023). Neuropatia diabética na síndrome do pé diabético. Norte Médico, 2(6), 6-11.
Disponível em: http://revistas.unc.edu.pe
49- Flores-Cuevas IJ, Cuevas-Núñez ZA, López-Ascencio R, Vásquez C. Deteção de neuropatia diabética periférica em adultos com mais de 60 anos de idade no Centro de Saúde "México BID" em Colima, México. 2018. ISSN 16989465. Vol. 14 No. 4:1doi: 10.3823/1399 Disponível em:
www.archivosdemedicina.com
50- Pedraza LC. Neuropatias diabéticas: formas clínicas e diagnóstico. [REV. MED. CLIN. CONDES - 2009; 20(5) 681 - 686].
51- Salinas Hernández LF, Bustamante Montes LP, Trujillo Condes VE, Cuellar Ramos CA. Neuropatia diabética: fisiopatologia, etiologia e diagnóstico. Revista de Medicina e Investigação UAE Méx / ISSN: 2594-0600 / Vol. 8 Núm. 1. janeiro-junho 2020 / pp. 8-16
52- Samper Bernal D, Monerris Tabasco MM, Homs Riera M, Soler Pedrola M. Etiologia e tratamento da neuropatia diabética dolorosa. Rev Soc Esp Dolor. 2010;17(6):286-296Guzmán-Herrera S, Muñoz-Zurita G, Pezzat-Zaid E.
53- Pérez-Guirola Y, Lombas-Rojas A, Cordero-Escobar I. Dor neuropática em pacientes diabéticos insulino-dependentes. Rev Mex Anest. 2021; 44 (1): 51-54. Disponível em: https://dx.doi.org/10.35366/97777
54- Domínguez C, Flores C, Fuente G, García C, Giménez Rey M, Houssay S, Huber F, Santillán C, Urdaneta R. Atualização do tratamento da polineuropatia periférica

diabética dolorosa 2015. Comité de Neuropatia Diabética. Sociedade Argentina de Diabetes. Revista de la Sociedad Argentina de Diabetes Vol. 50 No. 1 April 2016: 35-46 ISSN 0325-5247 (impresso) ISSN 2346-9420 (online)

55- González García WA. Relação da neuropatia diabética e anos de evolução em pacientes com diabetes tipo 2 com menos de 10 anos de diagnóstico (2022). Disponível em: http://ri-ng.uaq.mx/handle/123456789/3563

56- Sansó Soberats FJ. Vinte anos do modelo cubano de medicina familiar. Rev Cubana Salud Púb [Internet]. 2005 [Citado em 15 de junho de 2021];31(2): [aprox. 4 p]. Disponível em: http://bvs.sld.cu/revistas/mgi/vol20 5-6 04/mgi135 604.htm.

57- Aguillón de Ramírez DL, Ortega CE. Polineuropatia diabética distal simétrica em Unidad Médica de Soyapango setembro-novembro de 2014. San Salvador. 2015. Disponível em: http://scielo.sld.cu

58- Trinidad Escobar I. Nível de conhecimento sobre o diagnóstico da Neuropatia Diabética pelos médicos afectos ao ambulatório de Medicina Familiar da UMF 11. Tese para obtenção do título de Especialista em Medicina de Família. 2022.

59- Garcia BA, Acosta RLP, Luna BE. Avaliação da eficiência técnica do programa de Diabetes em unidades de San Luis de Potosí. México. Rev Salud Publica Nutr.2012;13(3)

60- Casanova Moreno MC, Bayarre Vea HD, Navarro Despaigne DA, Sanabria Ramos G, Trasancos Delgado M. Guia para avaliar o programa de educação em diabetes nos Cuidados de Saúde Primários. Revista Cubana de Medicina Geral Integral. 2014; 31(1):17-26

61- Casanova Moreno M, Bayarre Vea H, Navarro Despaigne D, Sanabria Ramos G, Trasancos Delgado M. Avaliação do programa de educação sobre a diabetes nos idosos. Revista Cubana de Medicina Geral Integral [Internet]. 2015 [citado 1 Out 2023]; 31 (4).
Disponível em: https://revmgi.sld.cu/index.php/mgi/article/view/82

62- Workshop metodológico sobre desenvolvimento profissional. Direção de Educação de Pós-Graduação, Universidade Central "Marta Abreu" de Las Villas. abril, 2018.

63- Valero LK, Sánchez YE, López J. Informação do médico venezuelano sobre testes de diagnóstico e tratamento da polineuropatia diabética na Venezuela. Tese para optar pelo Título de Especialista em Medicina de Família. 2019.

64- Guzmán Herrera S, Muñoz Zurita G, Pezzat Zaid E. Conhecimento prático sobre neuropatia diabética em especialistas em medicina de família e residentes de uma Unidade de Medicina de Família. Rev Biomed 2015; 26:5-11. Vol. 26, No. 1, janeiro-abril 2015.
Disponível em: http://www.revbiomed.uady.mx/pdf/rb152612.pdf

65- Vidal Ledo M, Nolla Cao NE. Necessidades de aprendizagem. Rev. Cubana Educ Med Super [Internet]. 2006 [Citado em 15 de junho de 2021];20(3): [aprox. 3 p].
Disponível em: http://bvs.sld.cu/revistas/ems/vol20 03 06/ems12306.html

66- López Espinosa GJ, Lemus Lago ER, Valcárcel Izquierdo N, Torres Manresa OM.

Desenvolvimento profissional em saúde como modalidade de ensino de pós-graduação. EDUMECENTRO 2019;11(1):202-217 ISSN 2077-2874 RNPS 2234. Disponível em: http://www.revedumecentro.sld.cu/
67- Casanova Moreno MC, Bayarre Vea HD, Sanabria Ramos G, Navarro Despaigne DA, Trasancos Delgado M. Desenho de um curso sobre diabetes mellitus destinado a profissionais de atenção primária em Pinar del Río, 2016. Rev. Educ Méd. Sup. 2017;31(3): [aprox. 9 p].

10 ANEXOS

Anexo . Guia de entrevista individual com o paciente.

PRIMEIRA PARTE.

Dados gerais do paciente.

Idade: ___ (Anos)

Sexo: Feminino ___ Masculino ___ Feminino ___ Masculino ___ Feminino ___ Masculino ___ Feminino ___ Masculino ___ Feminino ___ Masculino ___ Feminino ___ Masculino

Raça: Branco ___ Preto ___

Fumar:

O Sim Número de cigarros por dia Anos de tabagismo

□ Não Ex-fumador Anos de ex-fumadorNunca fumou

Tabagismo passivo

Ingestão periódica de bebidas alcoólicas:

□ Sim

□ Não

PARTE DOIS.

As perguntas que se seguem destinam-se a identificar os sintomas que sentiu em relação às diferentes formas de neuropatia diabética, pelo que solicitamos a sua colaboração e pedimos-lhe que responda honestamente às perguntas.

1- Assinale com um x se alguma vez sentiu um ou mais destes sintomas nos seus pés ou pernas:

O Queimadura

Π Formigueiro ou ardor

O Dormência

∏ Dor

Sensação de picada de agulha

2- A intensidade destes sintomas aumenta durante a noite? Sim ___ Não

3- Sabe distinguir entre água quente e fria? Sim ___ Não ___ Sim ___ Não ___ Sim ___ Não

4- Já alguma vez teve a sensação de que os seus pés estão apertados numa forma de meia? Sim ___ Não ___ Sim ___ Não ___ Sim ___ Não ___ Sim ___ Não ___ Sim ___ Não

5- Alguma vez teve a sensação de perder o equilíbrio porque os seus pés se sentem instáveis? Sim ___ Não ___ Sim ___ Não ___ Sim ___ Não ___ Sim ___ Não ___ Sim ___ Não

6- Tem dificuldade em levantar-se depois de estar sentado durante algum tempo porque sente fraqueza nas pernas? Sim ___ Não ___ Sim ___ Não ___ Não

7- Notou uma diminuição da força das suas mãos com tendência para deixar cair objectos? Sim ___ Não ___ Sim ___ Não ___ Sim ___ Não ___ Sim ___ Não ___ Sim ___ Não

8- Tem tremores frequentes nas mãos? Sim ___ Não ___ Sim ___ Não ___ Não

9- Alguma vez teve lesões ou feridas nos seus pés de que não se apercebeu até ver a presença da lesão ou vestígios de sangue nas suas meias?
Sim ___ Não ___ Sim ___ Não ___ Sim ___ Não ___
10- Os seus pés ficaram quentes, vermelhos ou inchados sem choque prévio? Sim ___ Não ___ Sim ___ Não ___ Não
11- Tem alguma deformação do pé? Sim ___ Não ___ Sim ___ Não ___ Não
12- Tem fissuras ou gretas nos pés? Sim ___ Não ___ Sim ___ Não ___ Não
13- Já teve úlceras nos pés? Sim ___ Não ___ Sim ___ Não ___ Sim ___ Não ___ Não
14- Tem pele seca nos membros inferiores? Sim ___ Não ___ Não ___
15- Tem aumento da transpiração no rosto e no pescoço? Sim ___ Não ___ Não ___
16- Tem uma sensação de plenitude ou saciedade depois de comer pequenas quantidades de alimentos? Sim ___ Não ___
17- Tem dificuldade em engolir os alimentos? Sim ___ Não ___ Sim ___ Não ___ Sim ___ Não ___ Sim ___ Não ___ Sim ___ Não
18- Tem náuseas ou vómitos depois de comer? Sim ___ Não ___ Não ___
19- Teve episódios de diarreia principalmente durante a noite? Sim ___ Não ___ Sim ___ Não ___ Não
20- Teve algum episódio de obstipação? Sim ___ Não ___ Não ___
21- Já teve alguma vez uma hipoglicemia sem sintomas? Sim ___
Não ___
22- Teve impotência ou ejaculação retrógrada durante as relações sexuais? Sim ___ Não ___ Sim ___ Não ___ Sim ___ Não ___ Sim ___ Não ___ Sim ___ Não
23- Tem sentido secura vaginal durante as relações sexuais?
Sim ___ Não ___ Sim ___ Não ___ Sim ___ Não ___
24- Quando urina, tem a sensação de que não acabou completamente de urinar? Sim ___ Não ___
25- Quando tem vontade de urinar, não consegue conter a vontade ou tem perdas involuntárias? Sim ___ Não ___
26- Tem infecções urinárias repetidas? Sim ___ Não ___ Não ___
27- Urina mais à noite do que durante o dia? Sim ___ Não ___
28- Sente palpitações quando está em repouso?
Sim ___ Não ___ Sim ___ Não ___ Sim ___ Não ___
29- Alguma vez sentiu tonturas ou desmaios ao levantar-se da cama ou ao levantar-se depois de estar sentado durante um longo período de tempo? Sim ___ Não ___ Sim ___ Não ___ Sim ___ Não ___ Sim ___ Não ___ Sim ___ Não
30- Já teve um enfarte do miocárdio indolor? Sim ___ Não
Especificar com um (x) o tempo de evolução destes sintomas:
Um ano
∏ Entre 1 e 3 anos
∏ Entre 3 e 5 anos
O Mais de 5 anos

Anexo . Guia para a análise documental dos registos de saúde individuais.

Título do estudo: Avaliação dos cuidados prestados ao doente diabético para o diagnóstico e tratamento da neuropatia diabética.

Os registos individuais dos doentes serão analisados:

Tipo de Diabetes Mellitus de que o doente sofre: Tipo I □ Tipo II □

Evolução da Diabetes Mellitus: (anos)

Tratamento da Diabetes Mellitus:

□ Higiénico-Dietético.

O Dietética higiénica e atividade física.

∏ Dietética Higiénica, Atividade Física e Farmacoterapia.

Farmacoterapia:

O Agentes hipoglicémicos orais

O Insulinoterapia

O Hipoglicemiantes orais e insulinoterapia

Comorbilidades presentes no doente:

O Hipertensão arterial

O Doença renal crónica

O Doença cardíaca isquémica

O Dislipidemias

∏ Obesidade.

Frequência dos controlos no último ano: ___ Terrenos ___ Consultas ___

Identificação de factores de risco para desenvolver neuropatia a partir da história clínica: Sim ___ Não ___ Sim ___ Não ___ Sim ___ Não ___ Não ___ Não ___ Não ___ Não ___ Não ___ Não ___ Não ___ Não ___ Não

Realização adequada do exame físico geral, regional e do aparelho:

Sim ___ Não ___ Sim ___ Não ___ Sim ___ Não ___

Realização de um exame físico neurológico com ênfase em:

Exploração da sensibilidade superficial e profunda: Sim ___ Não ___ Sim ___ Não ___ Sim ___ Não ___ Sim ___ Não ___ Sim ___ Não ___ Não

Exame dos reflexos osteotendinosos: Sim ___ Não ___

Exame do trofismo dos membros inferiores: Sim ___ Não ___ Sim ___ Não ___ Sim ___ Não

Exame dos pés para deteção de lesões ou úlceras: Sim ___ Não ___ Sim ___ Não

Interpretação adequada dos exames complementares relacionados com o controlo metabólico do doente e com o tipo de neuropatia: Sim ___ Não ___

Indicações médicas adequadas em relação ao tipo de neuropatia diagnosticada: Sim ___ Não ___ Sim ___ Não ___ Sim ___ Não ___ Não

Tempo decorrido desde que foi feito o diagnóstico de neuropatia diabética:

O Um ano

∏ Entre 1 e 3 anos

□ Entre 3 e 5 anos

O Mais de 5 anos

Anexo . Questionário aos profissionais.

Caro colega:

O objetivo deste questionário é identificar as necessidades de conhecimento sobre Neuropatia Diabética dos médicos da área da saúde, pelo que solicitamos a sua colaboração. Por favor, responda às questões com sinceridade. A informação recolhida será utilizada apenas para fins científicos, de investigação e formação. A sua identidade será preservada e respeitaremos a sua decisão de não colaborar com a investigação, se assim o desejar.

SECÇÃO A.

Grau de especialização:

O Residente do primeiro ano em Medicina Geral e Familiar

∏ Residente do segundo ano em medicina geral abrangente

O Residente do terceiro ano em Medicina Geral e Familiar

Especialista em Medicina Geral e Integral

Participou em cursos de pós-graduação recebidos nos últimos cinco anos sobre o tema da Neuropatia Diabética? □ Sim □ Não.

Quais?

Tem conhecimento de quaisquer instrumentos ou ferramentas utilizados para avaliar a presença de neuropatia diabética? □ Sim □ Não.

Se a resposta for afirmativa, assinale com um (x) a ferramenta que conhece:

O instrumento de rastreio da neuropatia de Michigan (MNSI)

A Pontuação de Incapacidade da Neuropatia (NDS)

□ A escala de incapacidade de neuropatia nos membros inferiores (NIS-LLs)

□ Teste sensorial quantitativo (QST)

□ Outros, quais?

Considera que a informação de que dispõe atualmente sobre o diagnóstico e o tratamento da neuropatia diabética é...?

Atualizado. □ Sim □ Não.

Desatualizado. Sim □ Não.

Precisa de mais informações sobre esta complicação? □ Sim □ Não.

Está satisfeito com os seus conhecimentos actuais? □ Sim □ Não.

Estaria disposto a frequentar cursos de atualização sobre o assunto? □ Sim □ Não.

SECÇÃO B.

1- A diabetes mellitus caracteriza-se por uma elevada predisposição para comprometer os territórios microvasculares; a polineuropatia diabética é a manifestação mais fiel desta lesão. Assinale com um "Falso" (F) ou "Verdadeiro" (V) cada afirmação, consoante o caso.

Tanto na diabetes mellitus tipo 1 como na diabetes mellitus tipo 2, a associação entre a neuropatia e o início da neuropatia é diretamente proporcional à idade do doente.

--- A hiperglicemia é um fator primário relevante na génese do envolvimento neuropático, bem como do stress oxidativo e da ativação da proteína quinase C.

--- A neuropatia diabética é mais frequente nos diabéticos com mais de 50 anos, sendo rara nas pessoas com menos de 30 anos e muito rara na infância.

A neuropatia afecta as fibras sensoriais, motoras e autónomas do sistema nervoso central.

Os factores de risco incluem a dislipidemia, a hipertensão arterial, a obesidade e o tabagismo.

2. A literatura médica descreve as manifestações clínicas da neuropatia diabética de acordo com cada uma das suas formas de apresentação. Das opções abaixo, seleccione o agrupamento que melhor caracteriza clinicamente esta complicação crónica da diabetes mellitus.

a) Dor progressiva, disestesias, parestesias nocturnas, hipoestesia e abolição ou diminuição do reflexo aquileu.

b) A causa mais importante de ulceração do pé diabético e precede a neuroatropatia de Charcot.

c) Caracteriza-se por claudicação vascular, sinais disautonómicos (cor e temperatura da pele anormais, sudação), depressão e ansiedade, perturbações do sono.

d) A sintomatologia prevalece nos membros inferiores com uma distribuição assimétrica, manifestando-se como cãibras, dor em pontada e sensação de queimadura com predominância diurna, bem como alodinia ou hiperalgesia.

e) Bexiga neurogénica, disfunção erétil, gastroparesia e saciedade precoce são algumas das manifestações autonómicas que fazem parte do quadro clínico.

f) A diarreia é uma manifestação tardia, predominante durante o dia, e requer um diagnóstico diferencial alargado.

g) As manifestações típicas são descritas como uma distribuição em "meia-luva", perda da sensação vibratória e propriocepção prejudicada.

h) Em fases mais avançadas, há um envolvimento motor distal com atrofia dos músculos intrínsecos do pé e a presença de úlceras como expressão final do envolvimento neuropático.

i) As alterações electrocardiográficas mais frequentes nestes doentes são a diminuição da variabilidade R-R e o encurtamento do intervalo QT.

□a,b,c,f,f, g□d,e,g,h, f□ a,c,e,g, h□a,c,d,g,i □ Nenhum

3- O envolvimento do sistema nervoso autónomo é comum, ocorrendo em cerca de 30% dos doentes com diabetes mellitus tipo 2, e comprometendo o funcionamento de vários sistemas e órgãos. Com base nos seus conhecimentos sobre este tema, assinale Falso (F) ou Verdadeiro (T) em cada afirmação, conforme adequado.

A neuropatia autonómica ocorre em diabéticos com menos de 5 anos de história e está geralmente correlacionada com a presença de polineuropatia sensorial distal.

A gastroparesia pode ir de assintomática a assintomática, passando por vómitos e plenitude pós-prandial, levando à instabilidade do controlo glicémico.

Ao nível do esófago, o estudo radiográfico contrastado pode mostrar uma dilatação ligeira, redução das ondas peristálticas primárias e diminuição do trânsito.

O enfarte do miocárdio silencioso e a morte súbita estão entre as suas complicações mais temidas, mas a hipotensão ortostática é um fenómeno tardio.

A reação pupilar retardada e a anidrose são as manifestações clínicas mais frequentes desta complicação.

Caracteriza-se por bexiga neurogénica, disfunção erétil e ejaculação retrógrada em doentes diabéticos do sexo masculino e dispareunia em mulheres na pré-menopausa.

A secura, a falta de trofismo cutâneo e as alterações da microcirculação (shunt A-V e falta de resposta simpática) desempenham um papel importante no desenvolvimento do pé diabético.

A diarreia nocturna com duração de horas ou dias, alternada com obstipação, incontinência fecal e disfagia são outros sintomas característicos da disfunção autonómica.

4- A neuropatia diabética é a complicação mais frequente e mais precoce da diabetes mellitus, no entanto é a que é diagnosticada mais tardiamente. Assinale (x) qual das seguintes abordagens permite um diagnóstico adequado desta entidade:

Todos os doentes devem ser avaliados relativamente à polineuropatia simétrica distal a partir do diagnóstico de diabetes tipo 2 e cinco anos após o diagnóstico de diabetes tipo 1 e, pelo menos, uma vez por ano.

Em 60% dos doentes, o diagnóstico é clínico e o exame físico só pode detetar a neuropatia com a utilização do martelo de reflexos, do diapasão de 128 Hz e do monofilamento de Semmens-Weinstein.

O diagnóstico de polineuropatia diabética requer a presença de pelo menos um dos seguintes critérios: sintomas típicos como ardor, dor lancinante, cãibras, dormência; alterações no exame físico dos limiares de sensibilidade superficial e profunda e alterações dos estudos electrofisiológicos.

O diagnóstico diferencial da neuropatia diabética deve ser feito com vasculite, amiloidose, VIH, neuropatia desmielinizante crónica e deficiência de tiamina e piridoxina.

O eletromiograma e o encaminhamento para um serviço de diagnóstico especializado não são necessários, exceto quando existe uma evolução clínica típica com envolvimento predominantemente motor, simetria dos sinais e sintomas e progressão lenta da doença.

A biópsia do nervo periférico e a biópsia da pele avaliam a densidade das fibras a nível intra-epidérmico, bem como outras características histopatológicas que permitem um diagnóstico com maior grau de certeza.

Os testes que avaliam os reflexos cardiovasculares, como a manobra de Valsalva, a medição da frequência cardíaca com respiração profunda e a realização de um eletrocardiograma, são o padrão de ouro no diagnóstico clínico da disautonomia cardíaca.

A radiografia simples é inespecífica e os estudos contrastados mostram um trânsito prolongado com variações no lúmen intestinal, segmentos dilatados e espessamento da mucosa intestinal em doentes com disfunção gástrica.

5. Uma vez efectuado o diagnóstico de polineuropatia diabética, é necessária uma intervenção terapêutica para modificar a progressão desta complicação. Preenche os espaços em branco com a alternativa de tratamento em cada caso.

O y facilitam o esvaziamento da bexiga em doentes que sofrem de bexiga neurogénica.

O é um antidepressivo tricíclico com uma eficácia comprovada experiência clínica no tratamento da neuropatia dolorosa.

O é um pilar fundamental para evitar a progressão da complicações neuropáticas.

A gastroparesia melhora com um bom controlo e com a utilização de procinéticos, tais como - e .

O tratamento de escolha para a disfunção erétil ou sexual baseia-se na utilização de inibidores da fosfodiesterase-5, tais como e prostaglandinas intracavernoso.

A redução da fibra alimentar e a utilização de antimicrobianos de largo espetro, como os .

A é uma modalidade da medicina natural e tradicional que promove a libertação de opióides endógenos na medula espinal com efeitos favoráveis no tratamento da dor neuropática.

Planta medicinal da qual se extrai a capsceína para aplicação tópica e com eficácia comprovada na dor neuropática .

Anexo 5. Chave de avaliação do questionário aos profissionais.

<u>Escala baseada em 100 pontos:</u>

Necessidades de conhecimentos reduzidas: 90 a 100 pontos.

Necessidades médias de conhecimentos: 70 a 89 pontos.

Necessidades elevadas de conhecimentos: Menos de 70 pontos.

Questionário.

Pergunta 1 = 20 pontos (4 pontos por cada afirmação verdadeira ou falsa assinalada corretamente).

1- A diabetes mellitus caracteriza-se por uma elevada predisposição para comprometer os territórios microvasculares; a polineuropatia diabética é a manifestação mais fiel desta lesão. Assinale com um "Falso" (F) ou "Verdadeiro" (V) cada afirmação, consoante o caso.

- **-F--** Tanto na Diabetes Mellitus tipo I como na Diabetes Mellitus tipo II a associação de neuropatia e a ocorrência de neuropatia é diretamente proporcional à idade do doente.
- **V--** A hiperglicemia é um fator primário na génese do envolvimento neuropático, bem como do stress oxidativo e da ativação da proteína quinase C.
- **V--** A neuropatia diabética é mais frequente nos diabéticos com mais de 50 anos, rara nos que têm menos de 30 anos e muito rara na infância.

--A neuropatia afecta as fibras sensoriais, motoras e autonómicas do sistema nervoso

central.
--Os factores de risco incluem a dislipidemia, a hipertensão arterial, a obesidade e o tabagismo.

Pergunta 2 = 20 pontos, assinalando o agrupamento correto de itens.

2- A literatura médica descreve as manifestações clínicas da neuropatia diabética de acordo com cada uma das suas formas de apresentação. Das opções abaixo, seleccione o agrupamento que melhor caracteriza clinicamente esta complicação crónica da Diabetes Mellitus.

a) Dor progressiva, disestesias, parestesias nocturnas, hipoestesia e abolição ou diminuição do reflexo aquileu.

b) A causa mais importante de ulceração do pé diabético e precede a neuroatropatia de Charcot.

c) Caracteriza-se por claudicação vascular, sinais disautonómicos (cor e temperatura da pele anormais, sudação), depressão e ansiedade, perturbações do sono.

d) A sintomatologia prevalece nos membros inferiores com uma distribuição assimétrica, manifestando-se como cãibras, dor em pontada e sensação de queimadura com predominância diurna, bem como alodinia ou hiperalgesia.

e) Bexiga neurogénica, disfunção erétil, gastroparesia e saciedade precoce são algumas das manifestações autonómicas que fazem parte do quadro clínico.

f) A diarreia é uma manifestação tardia, predominante durante o dia, e requer um diagnóstico diferencial alargado.

g) As manifestações típicas são descritas como uma distribuição em "meia-luva", perda da sensação vibratória e propriocepção prejudicada.

h) Em fases mais avançadas, há um envolvimento motor distal com atrofia dos músculos intrínsecos do pé e a presença de úlceras como expressão final do envolvimento neuropático.

i) As alterações electrocardiográficas mais frequentes nestes doentes são a diminuição da variabilidade R-R e o encurtamento do intervalo QT.

a, b,c,f,g,g U d,e,g,h,fLχ a,c,e,g,h_ a,c,d,g,i_ Nenhum

Pergunta 3 = 20 pontos (2,5 pontos por cada afirmação verdadeira ou falsa assinalada corretamente).

3- O envolvimento do sistema nervoso autónomo é comum, ocorrendo em cerca de 30% dos doentes com diabetes mellitus tipo 2, e comprometendo o funcionamento de vários sistemas e órgãos. Com base nos seus conhecimentos sobre este tema, assinale Falso (F) ou Verdadeiro (T) em cada afirmação, conforme adequado.

---A neuropatia autonómica ocorre em diabéticos com menos de 5 anos de história e está geralmente correlacionada com a presença de polineuropatia sensorial distal.

---A gastroparesia pode ser assintomática ou assintomática, com vómitos e plenitude pós-prandial, levando à instabilidade do controlo glicémico.

V--- A diarreia nocturna que dura horas ou dias, alternando com a obstipação, a incontinência fecal e a disfagia são outros sintomas característicos da disfunção autonómica.

---F--- Ao nível do esófago, o estudo radiográfico contrastado pode mostrar uma dilatação ligeira, redução das ondas peristálticas primárias e diminuição do trânsito.

- --V--- O enfarte do miocárdio silencioso e a morte súbita são uma das suas complicações mais temidas, no entanto, a hipotensão ortostática é um fenómeno tardio.

- --A reação pupilar retardada e a anidrose são as manifestações clínicas mais frequentes desta complicação.

V-- Caracteriza-se pela presença de bexiga neurogénica, disfunção erétil e ejaculação retrógrada nos doentes diabéticos do sexo masculino e dispareunia nas mulheres pré-menopáusicas.

- --V--- A secura, a falta de trofismo cutâneo e as alterações da microcirculação (shunt A-V e falta de resposta simpática) são de grande importância no desenvolvimento do pé diabético.

Pergunta 4 = 20 pontos (4 pontos por cada item correto).

4- A neuropatia diabética é a complicação mais frequente e mais precoce da diabetes mellitus, no entanto é a que é diagnosticada mais tardiamente. Indique (x) qual das seguintes abordagens permite um diagnóstico adequado desta entidade:

---Todos os doentes devem ser avaliados relativamente à polineuropatia simétrica distal a partir do diagnóstico de diabetes tipo 2 e cinco anos após o diagnóstico de diabetes tipo 1 e, pelo menos, anualmente.

x--- Em 60% dos pacientes o diagnóstico é clínico e o exame físico permite a deteção da neuropatia apenas com a utilização do Reflex Hammer, do Tuning Fork de 128 Hz e do Monofilamento.

O diagnóstico de polineuropatia diabética requer a presença de pelo menos um dos seguintes critérios: sintomas típicos como ardor, dor lancinante, cãibras, dormência; alterações no exame físico dos limiares de sensibilidade superficial e profunda e alterações nos estudos electrofisiológicos.

x--- O diagnóstico diferencial da neuropatia diabética deve ser feito com vasculite, amiloidose, VIH, neuropatia desmielinizante crónica e deficiência de tiamina e piridoxina.

O eletromiograma e o encaminhamento para um serviço de diagnóstico especializado não são necessários, exceto quando existe uma evolução clínica típica com envolvimento predominantemente motor, simetria dos sinais e sintomas e progressão lenta da doença.

x--- A biópsia do nervo periférico e a biópsia da pele avaliam a densidade das fibras a nível intra-epidérmico, bem como outras características histopatológicas que permitem um diagnóstico com maior grau de certeza.

Os testes que avaliam os reflexos cardiovasculares, como a manobra de Valsalva, a medição da frequência cardíaca com respiração profunda e a realização de um eletrocardiograma, são o padrão de ouro no diagnóstico clínico da disautonomia cardíaca.

x--- A radiologia simples é inespecífica e os estudos contrastados mostram um trânsito prolongado com variações no lúmen intestinal, segmentos dilatados e espessamento da mucosa intestinal em doentes com disfunção gástrica.

Pergunta 5 = 20 pontos (2 pontos por item).

5. Uma vez efectuado o diagnóstico de polineuropatia diabética, é necessária uma intervenção terapêutica para modificar a progressão desta complicação. Preenche os espaços em branco com a alternativa de tratamento em cada caso.

Os agentes colinérgicos e **alfa-bloqueadores** facilitam o esvaziamento da bexiga em doentes com bexiga neurogénica.

A amitriptilina/imipramina é um antidepressivo tricíclico com eficácia clínica comprovada no tratamento da neuropatia dolorosa.

O controlo metabólico é um pilar fundamental para evitar a progressão das complicações neuropáticas.

A gastroparesia melhora com um bom controlo e com a utilização de procinéticos como a metoclopramida e **a domperidona.**

O tratamento de escolha para a disfunção erétil ou sexual baseia-se na utilização de inibidores da fosfodiesterase-5, como o **sildenafil**, e de prostaglandinas intracavernosas.

A redução da fibra alimentar e a utilização de antimicrobianos de largo espetro, como o **metronidazol**, são essenciais para o tratamento da diarreia.

A acupunctura é uma modalidade de medicina natural e tradicional que promove a libertação de opióides endógenos ao nível da medula espinal com efeitos favoráveis no tratamento da dor neuropática.

Planta medicinal da qual se extrai a capsceína para aplicação tópica e com eficácia comprovada na dor neuropática.

11 QUADROS E GRÁFICOS

Tabela 1. Distribuição dos pacientes diabéticos de acordo com a idade e o tipo de neuropatia.

Tipo de neuropatia/idade		40-49		50-59		60-69		70 anos ou mais		Total	
		Não.	%	Não.	%	Não.	%	Não.	%	Não.	%
Polineuropatia simétrica e		1	1,9	5	9,2		12,9		25,9		50,0
Autônom o	Cardiovascular	1	1,9	1	1,9		3,7		5,5		12,9
	Gastrointestinal	0	0	1	1,9	1	1,9		5,5	5	9,2
	Geniturinário	0	0	1	1,9		3,7	1	1,9		7,4
Misto		1	1,9	1	1,9		5,5		11,1		20,4
Total			5,5	9	16,6		27,7		50,0		100

Tabela 2. Distribuição dos pacientes diabéticos de acordo com o sexo e o tipo de neuropatia.

Tipo de neuropatia/Sexo		Feminino		Masculina		Total	
		Não.	%	Não.	%	Não.	%
Polineuropatia simétrica e distal			31,5	10	18,5		50,0
Autonom ia	Cardiovascular	5	9,2		3,7		12,9
	Gastrointestinal		5,5		3,7	5	9,2
	Geniturinário		3,7		3,7		7,4
Misto			11,1	5	9,2		20,4
Total			61,1	21	38,9		100

Distribuição dos doentes diabéticos de acordo com a cor da pele e o tipo de neuropatia.

Tipo de Neuropatia/Cor da Bílis		Branco		Não-branco		Total	
		Não.	%	Não.	%	Não.	%
Polineuropatia simétrica e			37,0		12,9		50,0
Autônom o	Cardiovascular		11,1	1	1,8		12,9
	Gastrointestinal		5,5		3,7	5	9,2
	Geniturinário		5,5	1	1,9		7,4
Misto		9	16,6		3,7		20,4
Total			75,9		24,1		100

Distribuição dos doentes diabéticos de acordo com os hábitos tabágicos e o tipo de neuropatia.

Tipo de Neuropatia/Hábito de	Não fumadores		Antigo fumador		Tabagismo passivo		Fumador ativo		Total	
	Não.	%	Não.	%	N	%	Não	%	Não	%
Polineuropatia simétrica e distal		5,5	5	9,2		7,4		27,7		50,0

		Não	%	Não	%	Não	%	Não	%	Não	%
Autónom o	Cardiovascu	0	0		3,7	1	1,9		7,4		12,9
	Gastrointesti	1	1,9	1	1,9	1	1,9		3,7	5	9,2
	Genitourina	1	1,9	1	1,9	1	1,9	1	1,9		7,4
Misto			7,4		3,7	1	1,9		7,4		20,4
Total			16,6		20,4	8	14,8	26	48,1		100

Distribuição dos doentes diabéticos de acordo com o consumo de bebidas alcoólicas e o tipo de neuropatia.

Tipo de neuropatia/consumo de álcool		Consumir		Não consome		Total	
		Não.	%	Não	%	Não	%
Polineuropatia simétrica e distal			29,6		20,4		50,0
Autónom o	Cardiovascular		5,5		7,4		12,9
	Gastrointestinal		5,5		3,7	5	9,2
	Geniturinário		3,7		3,7		7,4
Misto		5	9,2		11,1		20,4
Total		29	53,7	25	46,3		100

Tabela 6: Distribuição dos doentes diabéticos segundo o tipo de diabetes e o tipo de diabetes.
neuropatia

Tipo de Neuropatia/ Tipo de Diabetes		Diabetes Mellitus tipo 1		Diabetes Tipo de mellitus		Total	
		Não.	%	Não	%	Não	%
Polineuropatia simétrica e			3,7	25	46,3		50,0
Autónom o	Cardiovascular		3,7	5	9,2		12,9
	Gastrointestinal	1	1,9		7,4	5	9,2
	Geniturinário	1	1,9		5,5		7,4
Misto		1	1,9	10	18,5		20,4
Total			12,9		87,0		100

Tabela 7. Distribuição dos doentes diabéticos segundo o tempo de evolução da diabetes e o tipo de neuropatia.

"Tipo de Xeuι opatLT tempo de progressão da diabetes		< Saúde		Eutre 5 -		Fim 10 -		>15		Total	
		Não.	%	Não	¾	Não	%	Não	%	Não.	⅜
PoIiueuiOpatia simétrica e distai			5,5		7,4	Ll	20,4		16.6		*50.0*
>30unpu	CaidioAasciila	1	1.9	1	1,9		5,5		3,7		12,9
	Gastrointestinal	1	1.9	1	1,9		3,7	1	1.9	5	9,2
	Geniturinário	1	1.9	1	1,9	1	1,9	1	1.9		7,4
Misto			3,7		3,7	5	9,2		3,7		20,4
Total		S	14,8	9	16,6		40,7		27.8		LOO

Tipo de neuropatias / comorbilidades	Polineuropatia simétrica e distal	Autónomo			Misto	Total
		Cardiovascular	Gastrointestinal	Geniturinário		

	Não	%	Não.	%	Não.	%	Não.	%	Não.	%	Não	%
Hipertensão arterial	10	18,5		5,5	1	1,9	1	1,9		12,9		40,7
Doença renal crónica		3,7	1	1,9	1	1,9	1	1,9	0	0	5	9,2
Doença cardíaca isquémica		11,1	1	1,9	1	1,9	1	1,9		3,7		20,4
Dislipidemia	5	9,2	1	1,9	1	1,9	1	1,9	1	1,9	9	16.6
Obesidade		7,4	1	1,9	1	1,9	0	0	1	1,9		12,9

Tabela 9. Distribuição dos doentes diabéticos de acordo com o controlo metabólico e o tipo de neuropatia

Tipo de neuropatia/controlo metabólico		Bom		Aceitável		Malo		Total	
		Não	%	Não	%	Não	%	Não	%
Polineuropatia simétrica e distal			11,1	10	18,5		20,		50,0
Autónomo	Cardiovascu		3,7		3,7		5,5		12,9
	Gastrointesti	1	1,9		3,7		3,7	5	9,2
	Genitourina		3,7	1	1,9	1	1,9		7,4
Misto			3,7		7,4	5	9,2		20,4
Total			24,1		35,2		40,		100

Qualidade adequada do acompanhamento e da monitorização dos doentes diabéticos.

Indicador	Resultado	Critérios de avaliação
Frequência das consultas e do terreno	46,2	100
Anamnese	68,5	100
Exame físico	51,0	100
Testes laboratoriais indicados	80,0	100
Testes laboratoriais efectuados	52,0	90
Impressão de diagnóstico	49,1	90
Diagnóstico precoce da neuropatia diabética	33,0	100
Indicações médicas	75,0	100
Pensamento ou julgamento médico sobre o risco de neuropatia diabética	79,5	100

Distribuição dos médicos segundo o grau de especialização.

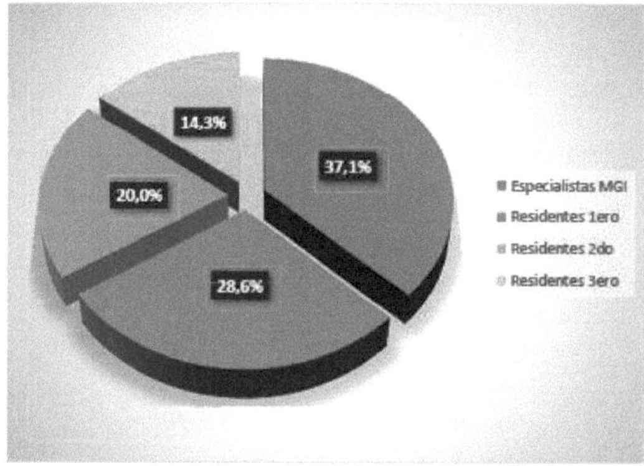

Quadro 11: Resultados da avaliação final dos profissionais

Grau de especialização/necessidades de conhecimentos		Baixa		Meias		Altas	
		Não.	%	Não.	%	Não.	%
Residentes do MGI	1º ano	1	10,0		20,0		70,0
	Ano 2	1	14,2	1	14,2	5	71,4
	Ano 3	1	20,0	1	20,0		60,0
Especialistas do MGI			15,3		23,0	8	61,5
Total		5	14,3		20,0	23	65,7

$^2X = 0{,}5637 p = 0{,}9970$

Tabela 12 - Necessidades de conhecimento dos médicos sobre a neuropatia diabética de acordo com os núcleos temáticos.

Temas centrais* / Necessidades de conhecimentos	Baixas		Meias		Altas	
	Não.	%	Não.	%	Não.	%
1		8,6		17,1	26	74,3
		11,4	9	25,7		62,9
	5	14,3	5	14,3	25	71,4
		8,6	5	14,3		77,1
5	5	14,3	8	22,8		62,9

$^2X = 3{,}8485 p = 0{,}8705$

Legenda: Núcleos Temáticos *

1- Informações gerais sobre a neuropatia diabética.
2- Manifestações clínicas da neuropatia diabética.
3- Envolvimento do sistema na neuropatia diabética.
4- Diagnóstico da neuropatia diabética.
5- Tratamento da neuropatia diabética.

Tabela 13: Necessidades de conhecimento dos Especialistas do MGI de acordo

com os núcleos temáticos.

Núcleos Temáticos *	Necessidades de conhecimento dos especialistas em MGI (n=13)					
	Baixas		Meias		Altas	
	Nº	%	Nº	%	Nº	%
1	1	7,7		15,4	10	76,9
		15,4		15,4		69,2
		15,4		23,1	8	61,5
		15,4	1	7,7	10	76,9
5		23,1		15,4	8	61,5

^{2}X = 2,5384p= 0,9599

Legenda: Núcleos Temáticos *

1. Informações gerais sobre a neuropatia diabética.
2. Manifestações clínicas da neuropatia diabética.
3. Envolvimento do sistema na neuropatia diabética.
4. Diagnóstico da neuropatia diabética.
5. Tratamento da neuropatia diabética.

Tabela 14: Necessidades de conhecimento dos Residentes do Primeiro Ano no primeiro ano do primeiro ano de
MGI de acordo com os núcleos temáticos.

Núcleos Temáticos *	Necessidades de conhecimentos dos residentes do primeiro ano (n=10)					
	Baixas		Meias		Altas	
	Nº	%	Nº	%	Nº	%
1	1	10,0		20,0		70,0
	1	10,0		30,0		60,0
		20,0	1	10,0		70,0
	0	0		20,0	8	80,0
5	0	0		30,0		70,0

X = ^{2}5,0584p = 0,7513

Legenda: Núcleos Temáticos *

1. Informações gerais sobre a neuropatia diabética.
2. Manifestações clínicas da neuropatia diabética.
3. Envolvimento do sistema na neuropatia diabética.
4. Diagnóstico da neuropatia diabética.
5. Tratamento da neuropatia diabética.

Tabela 15. Necessidades de conhecimento dos Residentes de MGI do 2º ano segundo os núcleos temáticos.

Núcleos Temáticos *	Necessidades de conhecimentos dos Residentes do Segundo Ano (n=7)

	Baixas		Meias		Altas	
	Nº	%	Nº	%	Nº	%
1	1	14,3	1	14,3	5	71,4
	1	14,3		28,6		57,1
	0	0	1	14,3		85,7
	0	0	1	14,3		85,7
5	1	14,3		28,6		57,1

$^{2}X = 3, 6571$p= 0,8867

Legenda: Núcleos Temáticos *

1. Informações gerais sobre a neuropatia diabética.
2. Manifestações clínicas da neuropatia diabética.
3. Envolvimento do sistema na neuropatia diabética.
4. Diagnóstico da neuropatia diabética.
5. Tratamento da neuropatia diabética.

Tabela 16. Necessidades de conhecimento dos Residentes do 3º ano de MGI segundo os núcleos temáticos .

Núcleos Temáticos *	Necessidades de conhecimentos dos residentes do terceiro ano (n=5)					
	Baixas		Meias		Altas	
	Nº	%	Nº	%	Nº	%
1	0	0	1	20,0		80,0
	0	0		40,0		60,0
	1	20,0	0	0		80,0
	1	20,0	1	20,0		60,0
5	1	20,0	1	20,0		60,0

$X = ^{2}3,6571$p= 0,8240

Legenda: Núcleos Temáticos *

1. Informações gerais sobre a neuropatia diabética.
2. Manifestações clínicas da neuropatia diabética.
3. Envolvimento do sistema na neuropatia diabética.
4. Diagnóstico da neuropatia diabética.
5. Tratamento da neuropatia diabética.

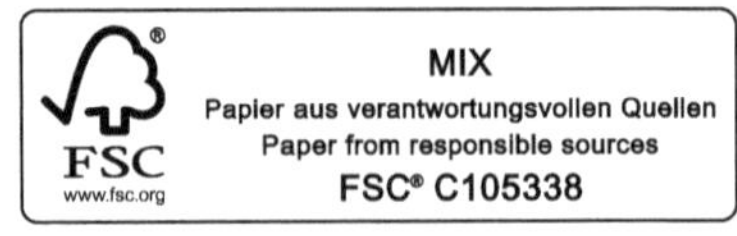

Printed by Books on Demand GmbH, Norderstedt / Germany